循证免疫性心脏病学

汪 汉 杨利文 陈 欣 张 震 ◎ 编著

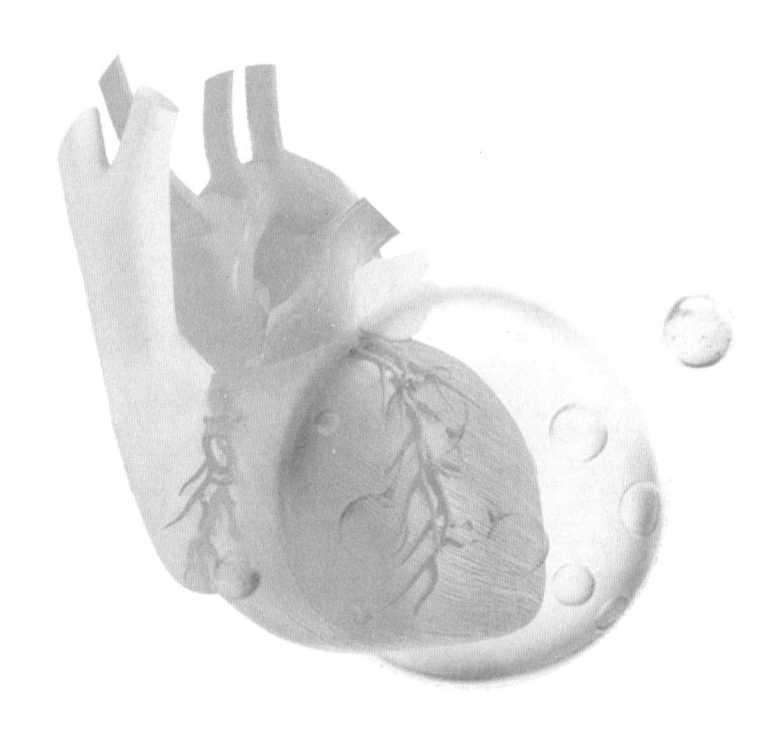

电子科技大学出版社
University of Electronic Science and Technology of China Press

·成都·

图书在版编目（CIP）数据

循证免疫性心脏病学 / 汪汉等编著. -- 成都：成都电子科大出版社, 2024. 12. -- ISBN 978-7-5770-1266-7

Ⅰ. R541

中国国家版本馆 CIP 数据核字第 2024D6R477 号

循证免疫性心脏病学
XUNZHENG MIANYIXING XINZANGBINGXUE

汪　汉　杨利文　陈　欣　张　震　编著

策划编辑　高小红　赵倩莹
责任编辑　仲　谋
责任校对　赵倩莹
责任印制　段晓静

出版发行　电子科技大学出版社
　　　　　成都市一环路东一段 159 号电子信息产业大厦九楼　邮编 610051
主　　页　www.uestcp.com.cn
服务电话　028-83203399
邮购电话　028-83201495

印　　刷　成都市火炬印务有限公司
成品尺寸　185mm×260mm
印　　张　8.25
字　　数　170 千字
版　　次　2024 年 12 月第 1 版
印　　次　2024 年 12 月第 1 次印刷
书　　号　ISBN 978-7-5770-1266-7
定　　价　45.00 元

版权所有，侵权必究

序

　　在时光的长河中，我们仿若朝露，短暂地栖息于这世间。回首往昔，去日良多，每一段经历都如同繁星点点，镶嵌在记忆的天幕之上。岁月匆匆，如白驹过隙，而我在这有限的时光里，始终追逐着学术的那片璀璨星空，试图在医学的浩瀚宇宙中留下自己的一抹微光。

　　四年前，《免疫性心脏病学》的问世，宛如一颗种子播撒在医学的土壤里。它是我彼时对这一领域探索的结晶，见证了我在学术道路上的一段重要旅程。然而，医学的海洋是如此广阔无垠，知识的浪潮不断推动着我继续前行，去挖掘更深层次的奥秘。

　　去年，在着手撰写这本《循证免疫性心脏病学》之前，我踏上了青甘大环线之旅。那是一场灵魂与自然的对话，一次对生命和世界全新的感悟之旅。

　　当我置身于那片广袤无垠的大地之上，望着连绵起伏的祁连山脉，那巍峨的山峰像是大地挺起的脊梁，沉默而坚毅。山脉上终年不化的积雪，在阳光的照耀下闪烁着圣洁的光芒，仿佛是时间沉淀下来的智慧，亘古不变。我感受到了自然的伟大与人类的渺小，就如同在医学的世界里，我们面对疾病的复杂性，深知自己所知不过是沧海一粟。

　　青海湖，那片湛蓝得如同天空的湖水，平静而深邃。微风拂过，湖面泛起层层涟漪，像是生命的律动。我看到湖畔的牦牛和羊群，它们在这片土地上悠然自得地生活着，遵循着自然的规律。这让我联想到人体的免疫系统，如同一个精密的生态系统，各个部分相互依存、相互制约，维持着微妙的平衡。一旦这种平衡被打破，就如同这片宁静的湖水被风暴搅动，疾病便会悄然滋生。

穿越茫茫的戈壁滩，那无尽的荒凉之中却蕴含着一种震撼人心的力量。沙石在风中呼啸，仿佛是岁月在诉说。这里没有繁花似锦，没有绿树成荫，却有着顽强的生命在坚守。这使我思考起免疫性心脏病患者，他们如同戈壁中的生命，在疾病的折磨下顽强抗争。而我们作为医者，就应该像寻找戈壁中的绿洲一样，去寻找治愈他们的希望，用循证医学的方法，为他们点亮生命的灯塔。

从青甘大环线归来，我的内心充满了对生命、对自然的敬畏之情，这种情感也融入到了这本《循证免疫性心脏病学》的创作之中。我希望这本书不仅仅是学术知识的堆砌，更是我对生命、对医学感悟的一种表达。

循证医学，就像是在医学迷宫中寻找真理的指南针。它要求我们以严谨的科学研究为依据，去探索免疫性心脏病学的每一个角落。在这个过程中，我翻阅了无数的研究文献，如同在历史的长河中寻找智慧的宝藏。每一个数据、每一个案例，都是前人智慧的结晶，也是我们继续前行的基石。

我将自己多年的经验、对免疫性心脏病学的深入理解，以及从青甘大环线之旅中汲取的对生命和平衡的感悟，都倾注于这本书中。我希望它能够成为医学同仁们在探索免疫性心脏病学道路上的一个有益的伙伴，也希望它能够为那些深受免疫性心脏病困扰的患者带来新的希望之光。

愿每一位翻开这本书的读者，都能感受到我对医学的热爱、对生命的尊重，如同我在青甘大环线感受到的自然之美一样，在这字里行间发现学术与生命的交融之美。

汪 汉

2024 年 12 月 2 日 星期一

于成都

目录 CONTENTS

1 | 第一章 免疫性心脏病学：从证据到实践
    2   一、流行病学
    2   二、危险因素
    3   三、临床特点
    4   四、诊断要点及风险评估
    5   五、治疗策略
    6   六、总结

8 | 第二章 循证医学证据与孟德尔随机化
    8   一、循证医学证据
    12 二、孟德尔随机化与免疫性心脏疾病

15 | 第三章 银屑病合并心血管疾病的循证诊疗
    15 一、银屑病的循证诊疗
    17 二、银屑病合并心血管疾病的背景
    17 三、银屑病合并心血管疾病的循证诊疗

22 | 第四章 特发性炎症性肌病合并心血管疾病的循证诊疗
    22 一、特发性炎症性肌病的循证诊疗
    28 二、特发性炎症性肌病合并心血管疾病的背景
    29 三、特发性炎症性肌病合并心血管疾病的循证诊疗

33 | 第五章 原发性干燥综合征合并心血管疾病的循证诊疗
    33 一、原发性干燥综合征的循证诊疗
    37 二、原发性干燥综合征合并心血管疾病的背景
    38 三、原发性干燥综合征合并心血管疾病的循证诊疗

第六章 系统性红斑狼疮合并心血管疾病的循证诊疗 — 41

- 一、系统性红斑狼疮的循证诊疗 — 41
- 二、系统性红斑狼疮合并心血管疾病的背景 — 48
- 三、系统性红斑狼疮合并心血管病的循证诊疗 — 49
- 四、未解决的问题 — 53

第七章 抗磷脂综合征合并心血管疾病的循证诊疗 — 56

- 一、抗磷脂综合征的循证诊疗 — 56
- 二、抗磷脂综合征合并心血管疾病的背景 — 60
- 三、抗磷脂综合征合并心血管疾病的循证诊疗 — 61

第八章 类风湿关节炎合并心血管疾病的循证诊疗 — 64

- 一、类风湿关节炎的循证诊疗 — 64
- 二、类风湿关节炎合并心血管疾病的背景 — 69
- 三、类风湿关节炎合并心血管疾病的诊疗意见 — 70
- 四、未解决的几个问题 — 75

第九章 强直性脊柱炎合并心血管疾病的循证诊疗 — 78

- 一、强直性脊柱炎的循证诊疗 — 78
- 二、强直性脊柱炎合并心血管疾病的背景 — 83
- 三、强直性脊柱炎合并心血管疾病的循证诊疗 — 83
- 四、未解决的几个问题 — 87

第十章 银屑病关节炎合并心血管疾病的循证诊疗 — 90

- 一、银屑病关节炎的循证诊疗 — 90
- 二、银屑病关节炎合并心血管疾病的背景 — 94
- 三、银屑病关节炎合并心血管疾病的循证诊疗 — 95

第十一章 系统性硬化合并心血管疾病的循证诊疗 — 100

- 一、系统性硬化的循证诊疗 — 100
- 二、系统性硬化合并心血管疾病的背景 — 104
- 三、系统性硬化合并心血管疾病的循证诊疗 — 105

第十二章 痛风合并心血管病疾病的循证诊疗 — 112

- 一、痛风的循证诊疗 — 112
- 二、痛风合并心血管疾病的背景 — 118
- 三、痛风与心血管共病的循证诊疗 — 119

第一章
免疫性心脏病学：从证据到实践

自身免疫性风湿病（autoimmune rheumatic disease，ARDS），主要包括系统性红斑狼疮（systemic lupus erythematosus，SLE）、类风湿关节炎（rheumatoid arthritis，RA）、强直性脊柱炎（Ankylosing spondylitis，AS）、银屑病关节炎（psoriatic arthritis，PsA）、系统性硬化（systemic scleroderma，SSc）、特发性炎症性肌病（Idiopathic inflammatory myopathies，IIM）、干燥综合征（Sjögren syndrome，SS）和系统性血管炎（systemic vasculitis，SV）等，是一组累及多个器官和组织的自身免疫性炎症性疾病。ARDS可以影响心脏的所有结构，如血管、瓣膜、心肌心包和传导系统，其症状可能为亚临床表现，或显性的心脏和血管疾病。ARDS与心血管疾病（cardiovascular diseases，CVD）的发病、死亡密切相关。事实上，多数ARDS可能是独立的CVD危险因素，对CVD有"时间依赖剂量"效应。

基于ARDS与CVD的密切联系，2015年，国外研究者提出"cardio-rheumatology"这一交叉学科概念。"cardio-rheumatology"可翻译为"心血管-风湿病学"，是一个新兴的临床学科，旨在研究与心血管系统和风湿性疾病相关的医学问题并治疗相关疾病。随着医学的发展和认识的深入，人们逐渐意识到CVD与ARDS之间存在密切的联系和相互影响。例如，RA、SLE等通常与全身的慢性炎症反应有关，这些炎症可能影响到血管和心脏的健康，增加患CVD的风险。

心血管-风湿病学作为一个交叉学科，旨在通过整合心血管病学和风湿病学的知识和技术，为这些患者提供更全面、更精准的诊断和治疗方案。通过深入研究CVD和ARDS的发病机制、临床表现、治疗方法等，心血管-风湿病学有望为这些复杂疾病的防治提供新的思路和方法。

在科学实践和临床中，除了风湿病之外，其他免疫性疾病如银屑病、痛风，乃至原发性胆汁性肝硬化等等，这些疾病的共同特点是发病机制复杂，涉及遗传、环境因素以及免疫系统的异常激活。他们可能通过引起慢性炎症、异常激活免疫细胞，以及改变血管内皮功能等方式，间接或直接影响心血管系统的健康。此外，免疫性疾病的治疗，如长期使用糖皮质激素和其他免疫抑制剂，也可能增加患者的 CVD 风险。总的来说，免疫性疾病可能会通过多种机制增加 CVD 的风险。因此，我们在心血管-风湿病学的基础上提出了免疫性心脏病学（cardio-immunology）的概念，囊括了 ARDS 和其他的自身免疫性疾病的 CVD 合并症。

一、流行病学

ARDS 的 CVD 合并症主要包括心肌梗死、心力衰竭、心肌炎、心包炎、心律失常及肺动脉高压。在不同的 ARDS 中，CVD 合并症的患病率数据差异很大，如 SLE 合并 CVD 的患病率为 3.8%~16%，而大约有 9%~72% 的 IIM 患者存在心脏受损。这主要是因为 ARDS 的诊断标准、样本量、在研究中的纳入和排除标准的不同。总体而言，与普通人群相比，ARDS 患者罹患急性心肌梗死、心力衰竭的风险增高 1.5~3 倍。

在 SLE、RA、PsA、IIM 患者中，约 50% 的死亡属于心源性死亡。

二、危险因素

CVD 合并症是 ARDS 的主要死亡原因之一，其中，动脉粥样硬化性 CVD 是最主要的组成部分。传统的 CVD 危险因素无法完全解释 ARDS 中的心源性死亡；ARDS 本身的一些因素，如炎症、疾病活动和病程，以及治疗药物对 CVD 也有重要影响。这两类危险因素是 ARDS 并发 CVD 的关键因素。

（一）传统 CVD 危险因素

高血压、糖尿病及血脂异常是 ARDS 合并动脉粥样硬化性 CVD 主要的传统危险因素。

高血压可能是最重要的传统 CVD 危险因素。在不同的研究中，高血压的患病率或发病率差异较大，但它能直接或间接诱导 ARDS 患者动脉粥样硬化这一点是一致的。研究证实，在多数 ARDS 中，排除了糖皮质激素等药物的影响，高血压仍然是 ARDS 患者发生心血管事件的一个独立的危险因素和预测因子。

糖尿病与 ARDS 有很多共同的发病机制。在 ARDS 患者中，糖尿病患病率可达 40% 左右。事实上，与糖尿病类似，一些 ARDS 如炎症性关节炎、SLE 等均被认为是心血管事件的独立危险因素。

在真实世界中，ARDS 的血脂谱表现多样。狼疮血脂是最早被报道的一类典型的血脂异常，即 SLE 患者存在甘油三酯水平升高、高密度脂蛋白胆固醇水平下降的血脂谱，这种血脂谱也广泛见于其他 ARDS 及糖尿病。

此外，其他的因素如年龄、同型半胱氨酸、肥胖、高尿酸血症、肾功能等也可能与 ARDS 患者中 CVD 的发生、发展相关。

（二）非传统 CVD 危险因素

在 ARDS 患者中，动脉粥样硬化性 CVD 不仅与传统 CVD 危险因素相关，还与 ARDS 自身的炎症状态、疾病活动和病程，以及治疗药物相关。

炎症：前瞻性队列研究表明炎症性关节炎是动脉粥样硬化性 CVD 的独立危险因素。免疫介导的直接/间接炎症作用在 CVD 发病中作用重大。对于大多数 ARDS 患者而言，促动脉粥样硬化、促心肌纤维化的大量细胞因子、炎症介质被激活是主要的病理生理特点。此外，ARDS 的其他并发症也可能导致心血管风险增加，例如 SLE 常合并肾脏病变，可导致心肌梗死及卒中。

疾病活动和病程：ARDS 患者的疾病活动与 CVD 密切相关。抗炎治疗可降低疾病活动性，同时也减少了 CVD 事件，提示疾病活动可能是一个重要的危险因素。大量证据提示，ARDS 病程与患者颈动脉硬化、左心室舒张功能受损、CVD 患病等密切相关，病程越长，累积的器官损伤越严重。

治疗药物：ARDS 的治疗药物主要有糖皮质激素、非甾体类抗炎药、慢作用抗风湿药物及生物制剂。大量证据证实，长期大剂量使用糖皮质激素、非甾体类抗炎药可导致血压升高、血甘油三酯及胆固醇水平升高及肥胖，可诱发心脑血管事件；羟氯喹可导致心脏传导功能障碍或致死性心律失常；而对于肿瘤坏死因子抑制剂，目前尚无证据证实其可诱发心力衰竭。

三、临床特点

ARDS 是一类全身性、系统性的疾病，除发热、关节痛、畏食乏力、体重减轻等一般表现外，常累及全身多个组织及系统。临床医师除了关注患者皮肤和肌肉的症状、体征外，还需要关注全身各个系统的情况。需要注意的是，ARDS 可累及心脏全层，包括心脏血管、瓣膜、心肌、心包及传导系统，因此，在临床上，可表现为动脉粥样硬化性 CVD（如心绞痛、急性心肌梗死）、心力衰竭、心脏瓣膜病、心肌炎、心包炎、心包积液以及心律失常，肺动脉高压也不在少数。以下临床特点需要注意。

（1）ARDS 最重要的特点是早发、加速动脉粥样硬化，这可以解释 ARDS 患者中早期的动脉粥样硬化性 CVD。

（2）ARDS 患者中 CVD 的起病常较隐匿或症状不典型，易漏诊。早期通常无症状，随着病情的进展，可出现相应的心血管症状。但也有以急性心肌梗死、肺动脉高压等为首发疾病的情况。

（3）ARDS 中亚临床 CVD 如颈动脉硬化、少量心包积液、左心室舒张功能不全、窦性心动过速、房性/室性期前收缩较为常见，而显性的急性心肌梗死、心力衰竭在临床上并不常见。

（4）不同的 ARDS 各有其的常见 CVD 合并症类型，如心包积液在 SLE 患者中极为常见，是一般人群患病率的 30 多倍，且以中量心包积液常见，进展后可影响心功能；SV 患者中则以动脉病变为主；而主动脉瓣病变则多见于 AS 患者。

四、诊断要点及风险评估

（一）诊断要点

ARDS 及 CVD 的诊断需要同时满足，才能确诊为 ARDS 合并 CVD。在临床实践中，CVD 起病隐匿或症状不典型，早期通常无症状，随着病情的进展，可能出现相应的心血管症状。而 ARDS 中亚临床的心血管表现如颈动脉硬化、左心室舒张功能不全等比例较高。因此，早期筛查很有必要。

12 导联心电图、经胸超声心动图、组织超声多普勒成像是最常用的几种无创检查方法。其中，左心室整体纵向应变在 ARDS 中或可成为左心室舒张功能不全的早期评价指标。最有价值的无创心脏检查是心脏核磁共振，可通过观察组织表征判断心肌炎症或瘢痕。与其他非侵入性成像技术相比，心脏核磁共振利用度好、空间分辨率高，可以在早期发现 ARDS 引起的心脏与血管病变。

有创性的检查如冠状动脉造影及心内膜活检难以用于筛查，且风险较高，在无症状 ARDS 人群中难以实施。

（二）风险评估

用于普通人群的心血管评分如 Framingham 评分、SCORE 评分、PROCAM 评分、QRISK1 评分、QRISK2 评分等已在炎症性关节炎中应用，但研究结果显示这些评分均低估了炎症性关节炎的心血管风险。2015 年，欧洲风湿病管理联盟提出，鉴于 RA 患者心血管风险较高，建议将现有评分（最好是 SCORE 评分）乘以 1.5 进行调整。然而，实际上，即使采用了这种调整，在其他的 ARDS 如 SLE、PsA、IIM、SS 患者中，仍然低估了其心血管风险。低估 ARDS 心血管风险的根本原因在于不论是哪一种评分，其设计之初的应用对象主要是普通人，很少有评分会考虑 ARDS 相关炎症、疾病活动性、病程乃至药物治疗因素的影响。

五、 治疗策略

ARDS 的管理目标是既控制 CVD 的危险因素和相关疾病，还要控制 ARDS 的疾病活动。在 ARDS 的早期阶段，应积极管理和控制传统心血管危险因素。在全程管理中，ARDS 的疾病活动和持续时间也应作为预测 CVD 的关键指标，因此，必须考虑积极的抗炎治疗。

基于以上原则，ARDS 的治疗应包括心血管药物和抗风湿药物的组合。然而，这方面的高质量研究相当少。因此，原则上治疗 ARDS 合并 CVD 仍然依据相关诊疗指南执行。但是，有两点必须注意。①要重视他汀类药物，大量研究表明他汀类药物不仅可缓解 RA 等 ARDS 的症状及体征，还可降低患者心血管死亡率及全因死亡率。但在不同的 ARDS 中，所用的他汀类药物种类和低密度脂蛋白胆固醇的达标水平目前尚不明了。②鉴于 ARDS 与糖尿病的发病机制有相似之处，且存在类似的心血管危险因素和 CVD 事件，遵循糖尿病指南制订 ARDS 的相关控制目标似乎是一个不错的选择，例如血压控制目标为收缩压＜130 mmHg，舒张压＜80 mmHg。

ARDS 的治疗药物包括非甾体类抗炎药、糖皮质激素、改善病情的抗风湿药物和生物制剂。一般来说，长期大剂量地使用非甾体类抗炎药、糖皮质激素可引发高血压、肥胖、血脂紊乱和动脉粥样硬化，增加糖尿病风险，最终导致 CVD 事件增加。改善病情的抗风湿药物如甲氨蝶呤和羟氯喹可降低 ARDS 患者的 CVD 事件发生率和死亡率，这也是目前证据最充分的两种抗风湿药物。甲氨蝶呤是一线抗风湿药物，广泛用于治疗自身免疫性和慢性炎症性疾病，特别是炎症性关节炎。最新的一项大样本量的前瞻性队列研究显示，甲氨蝶呤不仅可以控制疾病症状，还可降低 RA 患者的 CVD 风险以及死亡率，其机制可能与甲氨蝶呤的免疫抑制、抗炎及降压作用相关。羟氯喹是治疗 SLE 和 RA 最常用的药物之一，近十余年，越来越多的证据表明羟氯喹可以改善 ARDS 患者的动脉粥样硬化，降低 CVD 风险，其机制与减轻内皮功能障碍、胰岛素抵抗及抗动脉粥样硬化相关。除此之外，部分改善病情的抗风湿病情药物如柳氮磺吡啶、环孢素-A、来氟米特、吗替麦考酚酯以及硫唑嘌呤等二线药物对心血管也有一定的心血管益处，但相关研究的证据等级均不高。

生物制剂是针对免疫细胞和细胞因子的靶向治疗药物，可能是一类可同时针对 ARDS 以及 CVD 的药物。目前，生物制剂在炎症性关节炎中证据最为充分。高级别的证据显示，肿瘤坏死因子抑制剂可减轻 RA、PsA 患者的血脂异常，降低 CVD 风险，而且并不增加 ARDS 患者心力衰竭及高血压的风险。其他类型的生物制剂如托珠单抗、利妥昔单抗、托法替尼等在 ARDS 的治疗中也显示出益处，然而证据仍然偏少。

六、总结

ARDS 患者与普通人群中 CVD 的情况有所不同，主要表现在以下几方面。

（1）病因：动脉粥样硬化是普通人群中 CVD 的主要病因，但其并不能完全解释 ARDS 患者中的 CVD 风险；ARDS 患者特有的危险因素如慢性炎症、疾病活动和病程，以及治疗药物等对 CVD 事件的影响更不可忽视。

（2）发病机制：不同 ARDS 的 CVD 合并症的病理生理机制差异很大，但过早/加速性动脉粥样硬化是所有 ARDS 患者心血管系统受损的共同特征，且可解释 ARDS 的早期心血管表现。

（3）临床表现：ARDS 累及心脏全层，发病年龄早，心脏受累早，且多为亚临床表现。动脉粥样硬化性心脏病是 ARDS 患者的主要 CVD 死因，与瓣膜、心肌、心包、传导系统相关的 CVD 可增加其死亡率。

（4）治疗：单纯的心血管药物或器械介入不是治疗 ARDS 合并 CVD 的唯一选择，必须慎重考虑 ARDS 的相关治疗药物的利弊。

免疫性心脏病学是一门极为年轻的学科，目前不论是相关诊断、治疗策略的选择，还是对病因、病理的探究，证据较少，高质量证据也并不多见。在这个领域中，目前还充满"悖论"和未解之谜，需要高质量基础、临床研究进一步探讨。

参考文献

[1] 刘汉雄，汪汉. 免疫性心脏病学［M］. 成都：电子科技大学出版社，2020.

[2] YOO BW. Embarking on a career in cardio – rheumatology［J］. Journal of the American College of Cardiology，2020，75（12）：1488 – 1492.

[3] ISIADINSO I. RESPONSE：Collaboration is the key in Cardio – Rheumatology［J］. Journal of the American College of Cardiology，2020，75（12）：1491 – 1492.

[4] NONA P，RUSSELL C. Cardio – Rheumatology：Prevention of cardiovascular disease in inflammatory disorders［J］. Medical Clinics，2022，106（2）：349 – 363.

[5] WEBER B, GARSHICK M, LIAO K P, et al. Sore, Hot, and at Risk: The Emerging Specialty of Cardio - Rheumatology [J]. Journal of the American Heart Association, 2023, 12 (11): e027846.

[6] CONRAD N, VERBEKE G, MOLENBERGHS G, et al. Autoimmune diseases and cardiovascular risk: a population - based study on 19 autoimmune diseases and 12 cardiovascular diseases in 22 million individuals in the UK [J]. The Lancet, 2022, 400 (10354): 733-743.

[7] BARTOLONI E, ALUNNO A, GERLI R. Hypertension as a cardiovascular risk factor in autoimmune rheumatic diseases [J]. Nature Reviews Cardiology, 2018, 15 (1): 33-44.

[8] MARTíN - MARTíNEZ MA, CASTANEDA S, SANCHEZ - ALONSO F, et al. Cardiovascular mortality and cardiovascular event rates in patients with inflammatory rheumatic diseases in the cardiovascular in rheumatology (CARMA) prospective study—results at 5 years of follow - up [J]. Rheumatology, 2021, 60 (6): 2906-2915.

[9] AVOUAC J, FOGEL O, HECQUET S, et al. Recommendations for assessing the risk of cardiovascular disease and venous thromboembolism before the initiation of targeted therapies for chronic inflammatory rheumatic diseases [J]. Joint Bone Spine, 2023, 90 (5): 105592.

[10] GREMESE E, DE LORENZIS E, FERRACCIOLI GF. Statins and mortality in connective tissue diseases: Should we resume the cardio - rheumatology spirit in our clinics? [J]. The Journal of Rheumatology, 2018, 45 (12): 1617-1619.

[11] MAVROGENI SI, MARKOUSIS - MAVROGENIS G, AGGELI C, et al. Arrhythmogenic inflammatory cardiomyopathy in autoimmune rheumatic diseases: a challenge for cardio - rheumatology [J]. Diagnostics, 2019, 9 (4): 217.

[12] MANOLIS AS, TZIOUFAS AG. Cardio - rheumatology: two collaborating disciplines to deal with the enhanced cardiovascular risk in autoimmune rheumatic diseases [J]. Current Vascular Pharmacology, 2020, 18 (6): 533-537.

[13] MANOLIS AS, TZIOUFAS AG. Cardio - Rheumatology: Cardiovascular Complications in Systemic Autoimmune Rheumatic Diseases/Is Inflammation the Common Link and Target? [J]. Current Vascular Pharmacology, 2020, 18 (5): 425-430.

[14] ESCáRCEGA RO, GARCíA - CARRASCO M, Mendoza - Pinto C. The Cardio - Rheumatology Approach to Atherosclerotic Cardiovascular Disease [J]. Reumatología Clínica, 2020, 16 (5 Pt 1): 311-312.

[15] EDER L, HARVEY P. Cardio - rheumatology: it's time to collaborate [J]. Nature Reviews Rheumatology, 2022, 18 (5): 247-248.

第二章

循证医学证据与孟德尔随机化

在现代医学研究中，循证医学证据和孟德尔随机化是两个至关重要的概念。它们不仅为医学决策提供了坚实的科学基础，还为我们理解疾病的本质和治疗的有效性提供了新的视角。循证医学是一门强调使用最佳可获得证据来指导医疗决策的学科。其核心是系统地收集、评估和应用医学研究的结果，以提供最佳的患者治疗和护理。而孟德尔随机化是一种利用遗传变异作为工具变量来估计暴露因素对疾病的因果效应的方法。这种方法基于孟德尔遗传定律，通过观察遗传变异与疾病之间的关系，来推断某种暴露因素是否对疾病有因果效应。这两个概念在医学研究中有着紧密的联系，可以相互补充和支持。循证医学证据提供了对疾病和治疗的整体认识，而孟德尔随机化则提供了对特定因果关系的深入理解。

一、循证医学证据

循证医学（evidence-based medicine，EBM），意为"遵循证据的医学"。著名临床流行病学家 David Sackett 教授将循证医学定义为"慎重、准确和明智地应用所能获得的最好研究依据来确定患者的治疗措施"。其核心思想是医疗决策应尽量以客观研究结果为依据。医生开具处方，制订治疗方案或医疗指南，政府机构作出医疗卫生决策等，都应根据现有的、最好的研究结果来进行。

循证医学与传统医学有着重要的区别。传统医学以个人经验为主，医生根据自己的实践经验、高年资医师的指导、教科书和医学期刊上零散的研究报告为依据来处理患者。结果是一些真正有效的疗法因不为公众所了解而长期未被临床采用，一些实际无效甚至有害的疗法因从理论上推断可能有效而被长期、广泛使用。循证医学的实践既重视个人临床经验又强调采用现有的、最有力的研究证据。一位优秀的临床医生应该既具备丰富的临床经验，又能依据现有的、最有力的研究证据来指导临床实践，两者缺一不可。这种现有的、最有力的研究证据主要是指临床研究证据。

循证医学强调证据，要求研究者尽可能提供高质量的临床研究证据，而临床医生则应当充分应用当前最可靠的临床研究证据，结合临床经验和患者的选择进行诊疗决策。那么，临床证据是如何分类的？又是如何向读者推荐的呢？

（一）临床证据的分类

临床上的研究证据根据研究和应用的不同需要，分为不同的证据类别。按照所采用的研究方法分类，可分为原始研究证据和二次临床研究证据（图2-1）；按照研究的问题分类，又可以分为病因、诊断、预防、治疗和预后的临床研究证据；按证据用户分类，则有系统评价、临床实践指南、临床决策分析、临床证据手册、卫生技术评估和健康教育资料等。

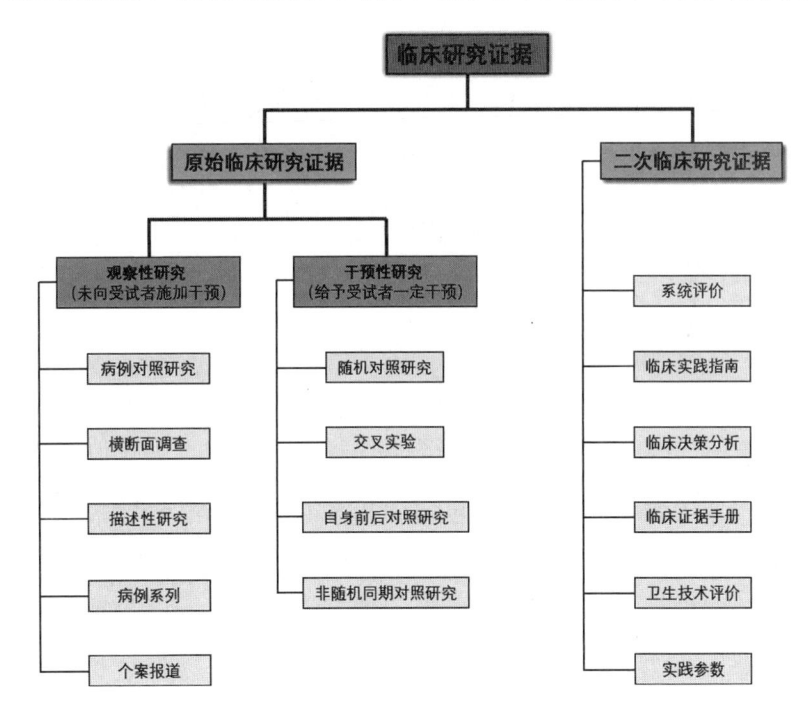

图2-1 临床证据按研究方法分类

原始研究证据是直接在患者中进行的有关病因、诊断、预防、治疗和预后等研究所获得的第一手研究结果。其中，随机对照研究证据被视为高质量的研究证据。

二次研究证据是尽可能全面地收集某一问题的全部原始研究，进行严格评价，整合处理、分析总结后得出综合结论。其中，系统评价/荟萃分析是按照严格的纳入标准广泛收集关于某一医疗卫生问题的研究，对纳入研究进行全面的质量评价，并进行定量合并分析或定性分析，以对该问题进行严谨、系统的评价和全面、客观、真实的展示的研究方法。系统评价被认为是最佳证据的来源。

（二）临床证据的等级与推荐强度

指南的主体内容是其所包含的指导医生临床实践的推荐意见，而推荐意见的形成离不开证据分级和推荐强度。证据分级与推荐强度是指南制订中的重要环节。"证据分级"在指南中被定义为在多大程度上确信效应估计值支持作出推荐，是指南中推荐意见的重要依据。"推荐强度"为在多大程度上确信干预效果利大于弊或者弊大于利，是指南使用者实施干预措施的重要参考。推荐意见的形成，既要基于证据的分级，同时也要综合考虑资源利用、患者偏好与价值观、公平性和可及性等多方面的因素。因此高级别的证据有可能弱推荐，低级别的证据也有可能强推荐。

20世纪60年代的美国社会学家Campbell和Stanley首次提出证据分级，并最初应用于教育领域。1979年，加拿大定期健康体检工作组据此提出了首个医学领域的证据分级体系。随后40年，不同国家及组织机构对证据分级体系进行了不断的探索，相继发布了50多个证据分级体系。然而，当前存在研究证据众多、证据质量参差不齐、证据分级体系多样且分级标准不统一等问题。

推荐强度包括6类分级描述：字母（如A、B、C）、文字（如强、弱，推荐、不推荐）、阿拉伯数字（如1、2、3）、罗马数字（如Ⅰ、Ⅱ、Ⅲ）、阿拉伯数字和字母组合（如1a、2a）、罗马数字和字母组合（如Ⅱa、Ⅱb）。目前，最常见的体系是2001牛津证据分级与推荐意见强度。此外，GRADE证据分级也是常被指南使用的分级推荐体系。

（三）牛津证据分级

牛津循证医学中心在2009年推出了一套证据等级分类方法，并在2011年对它做了简化和改进。目前2011版仍被较多地应用（表2-1）。它将我们研究的临床问题分为7类，分别是疾病或某事件的发生率、诊断的准确性、预后研究或自然病程、干预效果、常见危害、罕见危害，以及疾病筛查。针对每个问题，再从研究的设计上把证据等级分为4或5个等级。

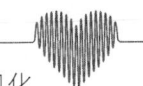

表 2-1 2001 牛津证据分级与推荐意见强度（治疗部分）

证据级别	定义	推荐强度	定义
1a	同质 RCT 的系统评价	A	1a 或 1b 或 1c 级证据
1b	单个 RCT（可信区间窄）		
1c	全或无病案系列		
2a	同质队列研究的系统评价	B	2a 或 2b 或 2c 或 3a 或 3b 级证据
2b	单个队列研究（包括低质量 RCT，如随访率<80%）		
2c	结果研究，生态学研究		
3a	同质病例对照研究的系统评价		
3b	单个病例对照		
4	病例系列研究（包括低质量队列和病例对照研究）	C	4 级证据
5	基于经验未经严格论证的专家意见	D	5 级证据

RCT：随机对照试验。

（四）GRADE 分级

目前，GEADE 分级（表 2-2）被广泛使用，但使用 GRADE 分级的研究绝大多数是和预防、治疗相关的评价，而在诊断、预后、经济学效益等方面有所欠缺；对证据质量的升、降级，可能因研究者的主观判断而导致结果存在差异。GRADE 在以下几方面区别于其他标准：①GRADE 对于证据质量的评价综合了研究设计类型、研究质量、研究结果，以及是否为直接证据，而并非只关注研究设计类型；②GRADE 针对"证据总体"进行评价分级，而不主张对单个研究进行质量分级，即需要研究者评价某个问题所有研究的证据质量等级；③GRADE 对于证据质量和推荐强度进行了明确的定义，证据质量是指能够把握疗效评估正确性的程度，推荐强度是指能够确信推荐意见利大于弊的程度；④GRADE 将推荐强度简化为"强"和"弱"两级，证据质量分级与推荐强度不再一一对应，即有些低质量的证据也可得到强推荐；⑤GRADE 提供了一套透明、具体、结构化的分级和推荐流程，对预设级别不同的证据升、降级有明确、综合的标准，并开发了 GRADEpro 软件帮助使用者进行证据评价及相关结果生成；⑥分别从临床医生、患者和政策制定者的角度解释推荐意见；⑦GRADE 解决了如何根据不同等级证据得出合适的推荐意见的问题，打通了从证据到应用的关键环节，从而使 GRADE 分级适用于系统评价、指南制定和卫生技术评估等各个方面。

表2-2 GRADE证据质量与推荐强度分级的定义

项目	分级	具体描述
证据质量	高（A）	非常确信估计的效应值接近真实的效应值，进一步研究也不可能改变该估计效应值的可信度
	中（B）	对估计的效应值确信程度中等，估计值有可能接近真实值，但仍存在两者不相同的可能性，进一步研究有可能改变该估计效应值的可信度
	低（C）	对估计的效应值确信程度有限，估计值与真实值可能大不相同。进一步研究极有可能改变该估计效应值的可信度
	极低（D）	对估计的效应值几乎没有信心，估计值与真实值很可能完全不同。对效应值的任何估计都很不确定
推荐类别	强（1）	明确显示干预措施利大于弊或弊大于利
	弱（2）	利弊不确定或无论质量高低的证据均显示利弊相当

二、孟德尔随机化与免疫性心脏疾病

在19世纪，孟德尔用豌豆花作为实验材料，通过对豌豆花颜色、形状等特征的观察和统计分析，发现了遗传的基本规律，这就是孟德尔定律。不过，孟德尔定律只适用于单基因的遗传性状，并且无法解释复杂的多基因遗传疾病。此外，孟德尔定律也无法解释环境因素对基因表达的影响，以及基因与环境的相互作用。为了解决这个问题，著名统计学家Fisher提出了孟德尔随机化的概念。孟德尔随机化是一种基于遗传变异的因果推断方法，其基本原理是利用自然界中随机分配的基因型对表型的影响来推断生物学因素对疾病的影响。因此，基因和疾病之间的关联不会受到患者出生后的环境、社会经济地位、行为因素等常见混杂因素的干扰，且因果时序合理，使效应估计值更接近真实情况。

孟德尔随机化基于孟德尔遗传定律，通过观察遗传变异与疾病之间的关系来推断因果效应。这种方法的核心在于选择与目标暴露因素紧密相关的遗传变异作为工具变量，通过比较不同基因型个体在暴露因素上的差异，来估计暴露因素对疾病结果的因果效应。在实际应用中，孟德尔随机化具有许多优势。首先，它能够克服传统观察性研究中存在的混杂因素和反向因果等问题，提供更可靠的因果推断。其次，孟德尔随机化可以利用大规模的基因组数据进行分析，具有较高的统计效力。此外，它还可以用于探索新的治疗靶点和药物研发等方面。

孟德尔随机化为解析免疫性心脏疾病的发病机制提供了新的手段。通过选择与目标暴露因素（如自身免疫反应、炎症介质等）相关的遗传变异作为工具变量，我们可以利用孟德尔随机化方法来估计这些暴露因素对免疫性心脏疾病的因果效应。例如，我们可以选择与自身免疫反应相关的基因变异作为工具变量，通过比较不同基因型个体在自身免疫反应水平上的差异，来估计自身免疫反应对免疫性心脏疾病的因果效应；同样地，我们也可以选择与炎症介质相关的基因变异作为工具变量，来探究炎症介质在免疫性心脏疾病中的作用。通过孟德尔随机化研究，我们可以更深入地了解免疫性心脏疾病的发病机制，为疾病的预防和治疗提供新的思路和方法。同时，这些研究结果还可以为药物研发和临床试验提供重要的参考依据。

以与 SLE 相关的心血管损伤为例，我们可以进一步探讨孟德尔随机化在解析免疫性心脏疾病发病机制中的应用。SLE 是一种典型的自身免疫性疾病，患者常伴有心血管系统的损伤。通过孟德尔随机化研究，我们可以选择与 SLE 相关的基因变异作为工具变量，来探究 SLE 对心血管损伤的影响。研究发现，某些与 SLE 风险相关的基因变异也与心血管损伤的发生密切相关。这些基因变异可能通过影响免疫系统的功能或调节炎症反应等途径来影响心血管系统的健康。通过孟德尔随机化分析，我们可以更准确地估计这些基因变异对心血管损伤的因果效应，从而揭示 SLE 相关心血管损伤的发病机制。这些研究结果不仅有助于我们深入理解 SLE 相关心血管损伤的发病机制，还为针对这类疾病的预防和治疗提供了新的思路和方法。例如，采取针对这些关键基因或通路的干预措施，我们可能能够减轻或逆转 SLE 患者的心血管损伤，改善患者的生活质量。

尽管孟德尔随机化在免疫性心脏疾病研究中具有广阔的应用前景，但我们也面临着一些挑战。首先，选择合适的遗传变异作为工具变量可能有一定的难度。我们需要综合考虑遗传变异的频率、效应大小以及与目标暴露因素的相关性等因素来进行选择。其次，孟德尔随机化研究需要大规模的基因组数据和临床数据支持，这对数据收集和处理提出了更高的要求。此外，由于免疫性心脏疾病的发病机制复杂多样，单一的孟德尔随机化研究可能无法完全揭示其全部机制，因此需要结合其他研究方法进行综合分析。

展望未来，随着基因组学和生物信息学技术的不断发展，我们有望获得更多高质量的基因组数据和临床数据，为孟德尔随机化研究提供更有力的支持。同时，随着对免疫性心脏疾病发病机制的深入理解，我们可以更精准地选择关键基因或通路作为研究目标，进一步揭示疾病的发病机制和寻找有效的治疗策略。此外，跨学科的合作和交流也将推动孟德尔随机化在免疫性心脏疾病研究中的应用和发展。

参考文献

[1] ONADY GM, RASLICH MA. Evidence-based medicine: searching literature and databases for clinical evidence (search tools) [J]. Pediatrics in Review, 2004, 25 (10): 358-363.

[2] WATINE J. What sort of bioethical values are the evidence-based medicine and the GRADE approaches willing to deal with? [J]. Journal of medical ethics, 2011, 37 (3): 184-186.

[3] STEIGER S, MA Q, Anders HJ. The case for evidence-based medicine for the association between hyperuricaemia and CKD [J]. Nature Reviews Nephrology, 2024, 16 (7): 422

[4] JUREIDINI J, MCHENRY LB. The illusion of evidence based medicine [J]. BMJ, 2022, 376.

[5] SUBBIAH V. The next generation of evidence-based medicine [J]. Nature medicine, 2023, 29 (1): 49-58.

[6] SKRIVANKOVA VW, RICHMOND RC, WOOLF BAR, et al. Strengthening the reporting of observational studies in epidemiology using Mendelian randomization: the STROBE-MR statement [J]. JAMA, 2021, 326 (16): 1614-1621.

[7] NIE Q, LUO Q, YAN W, et al. Rheumatoid arthritis and coronary atherosclerosis: a two-sample Mendelian randomization study [J]. Frontiers in Cardiovascular Medicine, 2023, 10: 1033644.

[8] ZHANG K, JIA Y, WANG R, et al. Rheumatoid arthritis and the risk of major cardiometabolic diseases: a Mendelian randomization study [J]. Scandinavian journal of rheumatology, 2023, 52 (4): 335-341.

第三章

银屑病合并心血管疾病的循证诊疗

银屑病是一种慢性皮肤病，85%～90%的患者为寻常型银屑病，其典型表现为分界的、鳞状的、肿胀的和浸润的病变。银屑病主要由免疫、环境和遗传因素之间的复杂相互作用引起，全球患病率为0.09%～5.1%。它主要影响皮肤，具有广泛的皮肤表现，包括从针尖状到大斑块状的孤立性病变或全身性红皮病。

基于大样本的研究显示，银屑病合并症风险较高，其CVD合并症患病率可高达50%，且该风险随皮肤严重程度的增加而升高。事实上，CVD是银屑病患者死亡的主要原因。动脉粥样硬化性CVD使银屑病患者的预期寿命缩短约5年。此外，传统的心血管风险因素，如动脉高血压、血脂异常、胰岛素抵抗或糖尿病、缺乏运动、肥胖和吸烟也常存在于这些患者中，进一步增加了患者的CVD风险。大量数据表明，针对银屑病的治疗可减轻血管炎症、冠状动脉斑块的负荷，并可能降低CVD风险，因此，银屑病本身可能是一个独立的心血管危险因素。但迄今为止，仍然缺乏相关的高质量研究。尽管如此，目前的指南仍提倡将银屑病纳入CVD风险预测和预防策略。

一、银屑病的循证诊疗

（一）诊断意见

银屑病根据不同类型的皮疹特点、好发部位、是否合并全身症状、发病与季节的关系、组织病理检查等可以诊断，分为四类：寻常型银屑病、脓疱型银屑病、红皮病型银屑病以及银屑病关节炎。根据皮损特点及实验室检查可以确诊大多数银屑病。

（二）治疗意见

银屑病的治疗目的是实现症状和皮损的完全清除或几乎完全清除（银屑病面积及严重程度指数：PASI 100或PASI 90），控制及稳定病情，减缓疾病发展进程，抑制皮损加重及瘙痒等；避免疾病复发及加重，减少药物不良反应；控制与银屑病相关的并发症，减少共病发生；改善患者生理、心理、社会功能，提高生活质量。治疗成功指 PASI 改善 ≥ 75%；或改善 50%~75%，但银屑病生活质量评分（DLQI）≤5 分。治疗失败为未达到 PASI 50 或 DLQI 评分 >5 分。

银屑病的治疗原则包括以下几点。①规范：强调使用目前公认的治疗药物和方法；②安全：治疗方法以安全性为首要，不能为追求近期疗效忽略发生严重不良反应的可能；③个体化：全面考虑银屑病患者的病情、需求、耐受性、经济承受能力、既往治疗史及药物不良反应等，综合制订合理治疗方案。银屑病的治疗还需要注意外用药物的治疗以及物理治疗。

点滴状银屑病一般病情较轻，可在数周或数月内自行缓解，不主张使用太激进的治疗方法，以外用药物或光疗为主。对于斑块状银屑病，轻度患者以外用药物治疗为主，大多能有效控制病情；中重度患者则需系统药物治疗。对于脓疱型银屑病，阿维 A、甲氨蝶呤、环孢素和肿瘤坏死因子抑制剂为一线治疗药物，雷公藤制剂、氨苯砜、羟基脲、吗替麦考酚酯等也对该病有效。对于红皮病型银屑病，需要评估患者整体情况及合并症等确定治疗方案，系统治疗一线方案为环孢素、阿维 A 或甲氨蝶呤。对于银屑病关节炎，治疗目标是控制疼痛和疾病活动，防止进一步关节损伤，改善关节功能，提高生活质量，治疗包括护理和药物干预，治疗药物包括传统非甾体类抗炎药、抗风湿药、生物制剂以及小分子靶向药物。

此外，银屑病以皮损为主要表现，同时可出现多系统合并症。建议轻度银屑病患者每年筛查 1 次合并症，重度银屑病患者每半年筛查 1 次合并症。银屑病的诊疗路径见图 3-1。

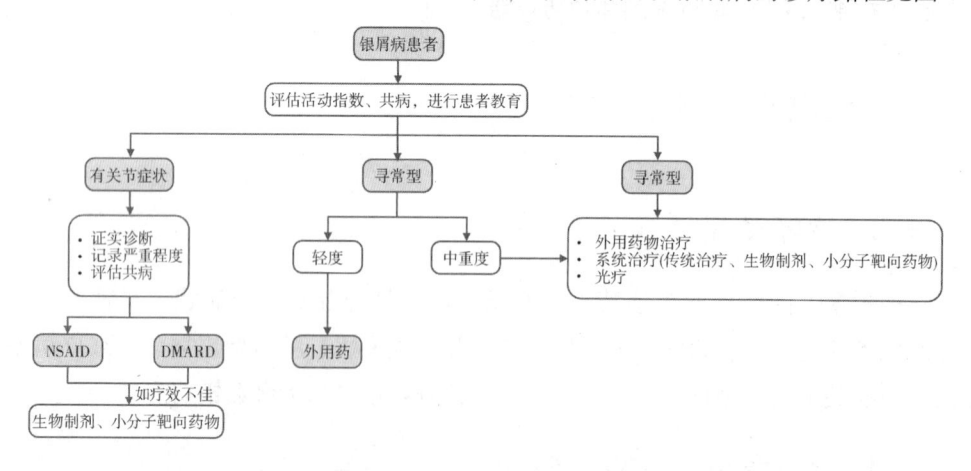

图 3-1　银屑病的诊疗路径

NSAID，非甾体类抗炎药；DMARD，抗风湿药。小分子靶向药包括磷酸二酯酶（FDE4）抑制剂、Janus激酶（JAK）抑制剂。

（三）诊疗流程

银屑病的治疗旨在有效控制疾病，降低药物不良反应，提高依从性，需考虑病情对患者影响，并结合病情、年龄、性别、体重、合并症、生育计划，以及患者对用药途径和频率的偏好、依从性等因素，综合安排诊疗流程。

二、银屑病合并心血管疾病的背景

银屑病合并CVD的研究广泛。与一般人群相比，银屑病患者的高血压患病率更高；与轻度银屑病患者相比，重度银屑病患者的高血压患病率更高。中重度银屑病通常与代谢综合征相关，最近的流行病学研究发现，与健康受试者相比，银屑病患者中代谢综合征的患病率高达20%~50%。即使在校正了多个因素（包括年龄、性别、随访、吸烟和社会阶层）的影响后，银屑病仍与代谢综合征独立相关。

银屑病是心肌梗死的独立风险因素。在一项研究中，对照组心肌梗死的年发病率为3.58/1000，轻度银屑病患者为4.04/1000，重度银屑病患者为5.13/1000。在校正高血压、糖尿病和高脂血症等因素后，年轻患者显示出更高的心肌梗死相对风险。最近的一项荟萃分析表明，在欧洲和东亚人群中，银屑病与升高的冠状动脉粥样硬化性CVD及心肌梗死风险相关，且银屑病与欧洲人群心肌梗死风险升高存在因果关系。而较长的病程与主要心血管事件相关性更强。

虽然银屑病与CVD风险相关的确切机制尚未完全明确，但共有的炎症途径和细胞介质可能是主要因素。由于银屑病患者局部皮肤和全身促炎标志物水平的增加，炎症诱导的内皮功能障碍导致动脉僵硬度增加，导致动脉粥样硬化斑块形成。除了对内皮功能障碍的影响外，全身性炎症使患者具有更易致动脉粥样硬化的脂蛋白谱。

三、银屑病合并心血管疾病的循证诊疗

银屑病患者持续的炎症状态导致其多种全身合并症比一般人群更常见，CVD的风险显著增加。因此，在银屑病患者的管理中，特别是在CVD的筛查和一级预防，以及由于潜在的药物-药物和药物-疾病相互作用而进行的治疗选择中，需要密切关注已经存在或可能发生的CVD合并症。此外，随着有效生物治疗和更积极的口服治疗方式应用得越来越多，需要考虑口服和生物治疗对CVD的潜在积极和消极影响。

（一）总体原则

（1）皮肤学专家应该考虑到，与普通人群相比，银屑病患者的 CVD 风险更高。

（2）降低银屑病的疾病活动度，可能会降低 CVD 风险。

（3）皮肤病学专家负责与初级保健医生、内科医生、心脏病专家和其他医疗保健提供者合作，进行 CVD 风险评估和管理。

（4）应定期对银屑病患者进行评估，同时也应该筛查传统的 CVD 风险因素。建议在诊断后 6 个月内进行 CVD 风险评估，并根据患者个体特征和风险水平重复进行。

（5）在银屑病患者，特别是银屑病体表面积 >10% 或全身治疗或光疗的患者中，对 10 年 CVD 风险评分应用 1.5 倍的倍增因子。

（二）推荐意见

1. 推荐意见一

（1）银屑病合并高血压患者应按照国家相关指南接受抗高血压治疗，以达到目标血压（<140/90 mmHg），作为一级预防，与非银屑病患者的管理方式相同。

（2）对于银屑病患者，任何类别的降压药物均可用作一线单药治疗：A［血管紧张素转化酶抑制剂（ACEI）/血管紧张素受体阻滞剂（ARB）］、B（β 受体阻滞剂）、C（钙通道阻滞剂）或 D（利尿剂）。迄今为止，只有低质量的证据表明各种类型的抗高血压药物与银屑病发作相关联。因此，没有必要改变常规的抗高血压治疗，除非可以确定特定患者的某类抗高血压药物与银屑病恶化之间存在明确的相关性。

（3）对于由环孢素治疗引起血压升高的患者，任何降压药物类别（A、B、C 或 D）均可用作一线单药治疗。由于肾和肝毒性的风险较低，优选钙通道阻滞剂。

2. 推荐意见二

（1）银屑病合并血脂异常患者应根据国家相关指南进行管理，以达到基于 CVD 风险的目标低密度脂蛋白胆固醇水平（高风险：<100 mg/dL；中等风险：<115 mg/dL；低风险：<130 mg/dL），管理方式与无银屑病患者相同。

（2）由于药物相互作用导致他汀类药物毒性风险增加，接受环孢素治疗的患者不应接受他汀类药物伴随治疗。

据报道，银屑病与脂质代谢密切相关，与正常人相比，银屑病患者的低密度脂蛋白胆固醇、甘油三酯和总胆固醇水平升高，但高密度脂蛋白胆固醇水平较低。降脂药物有助于控制银屑病患者的血脂水平，降低心血管风险，同时还可以治疗银屑病皮肤病变。降脂药物主要包括他汀类药物、贝特类药物、烟酸、胆汁酸螯合剂和前蛋白转化酶枯草杆菌蛋白酶9抑制剂。最近的一项系统评价结果表明，降脂药物，特别是他汀类药物，可以显著改善银屑病皮损，降低PASI评分。其机制可能与抑制角质形成细胞增殖、抑制趋化因子配体20－趋化因子受体6相互作用、降低炎症因子水平有关。

最近开发的白细胞介素－17抑制剂包括risankizumab、依奇珠单抗（ixekizumab）及布罗利尤单抗（brodalumab）。一项前瞻性、观察性研究纳入了215例接受不同生物制剂治疗并随访一年的患者，其结果表明，与接受其他生物制剂治疗的患者相比，接受白细胞介素－17抑制剂治疗的患者，伴随其C反应蛋白和高密度脂蛋白胆固醇水平的降低，其冠状动脉斑块指数降低最多。

目前，抗白细胞介素－12/白细胞介素－23抗体乌司奴单抗（ustekinumab）和抗白细胞介素－23/白细胞介素－39抗体古塞奇尤单抗（guselkumab）、risankizumab和替瑞奇珠单抗（tildrakizumab）已被用于治疗银屑病。几项研究表明，乌司奴单抗对主要心血管事件的影响为中性。最近一项荟萃分析探索生物制剂对心血管风险的血清学和影像学生物标志物的影响，指出阿达木单抗和曲美木单抗未引起影像学标志物水平的显著改善，而乌司奴单抗治疗在第12周促进了主动脉血管炎症的减轻。

总体而言，这些数据表明，应用抗肿瘤坏死因子－α、抗白细胞介素－23和抗白细胞介素－17的生物制剂治疗的银屑病患者，其CVD风险相关的影像学表现和血清生物标志物水平得到改善。通过控制远端皮肤炎症，生物制剂治疗可能同时具有防止CVD进展的潜力。

3. 推荐意见三

（1）应监测接受肿瘤坏死因子－α抑制剂治疗的患者是否新发心力衰竭或心力衰竭恶化。在NYHA Ⅲ－Ⅳ级心力衰竭中禁用剂量>5 mg/kg的英夫利西单抗。

（2）接受JAK抑制剂治疗的银屑病患者应按照常规做法监测CVD。

目前缺乏评估生物制剂对银屑病患者的CVD风险影响的随机安慰剂对照试验，但荟萃分析显示，与局部治疗/光疗或甲氨蝶呤相比，肿瘤坏死因子－α抑制剂与较少的心血管事件相关。一项回顾性队列研究表明，与局部用药相比，肿瘤坏死因子－α抑制剂能降低心肌梗死风险，对心肌保护有益。一项大规模观察性研究得出了相同的结果，证实与接受光疗的患者相比，应用肿瘤坏死因子－α抑制剂6个月的银屑病患者的CVD风险降低了11.2%。

4. 推荐意见四

对于有较强银屑病家族史的未确诊患者，不需要调整常规指南推荐的CVD管理方法。

5. 推荐意见五

常规用于银屑病的改善病情的经典抗风湿药物包括甲氨蝶呤、环孢素和阿维 A。其中，甲氨蝶呤在降低银屑病患者的主要心血管事件风险方面，不仅优于局部治疗和光疗，而且优于环孢素和阿维 A。2005 年，Prodanowich 等人首次证明了甲氨蝶呤对银屑病患者血管的保护作用。在对 10 项观察性研究进行的系统性综述和荟萃分析中，甲氨蝶呤可分别降低 21% 和 18% 的 CVD 风险和心肌梗死风险。

6. 推荐意见六

改变银屑病患者的生活方式改变是降低 CVD 风险和改善皮肤症状严重程度策略的基石。对于肥胖或超重的银屑病患者，国家银屑病基金会建议低热量饮食。一项对七项随机对照试验进行的荟萃分析发现，通过热量限制减轻体重可改善银屑病患者皮肤症状严重程度，饮食调整加银屑病治疗的皮肤病损清除率是单纯银屑病治疗的 3 倍。此外，需要强调"地中海饮食"，坚持"地中海饮食"的银屑病患者皮肤症状体改善，脂肪含量降低，C 反应蛋白水平降低。最后，应该鼓励戒烟，因为它可以降低 CVD 风险，也可以改善银屑病皮肤症状的严重程度。

7. 推荐意见七

即使在非银屑病患者中，阿司匹林的一级预防作用也是有争议的。虽然较早的研究表明阿司匹林可能降低循环炎症生物标志物水平较高的患者的心肌梗死和卒中风险，但缺乏银屑病患者的 CVD 结局数据。一项小型随机对照试验提示了阿司匹林在银屑病患者中的潜在效用，但需要进行更多的临床研究评估阿司匹林对银屑病患者的真正作用。

参考文献

[1] WANG J, ZHANG S, XING M, et al. Current evidence on the role of lipid lowering drugs in the treatment of psoriasis [J]. Frontiers in Medicine, 2022, 9: 900916.

[2] CHI CC, WU YW, CHAO TH, et al. 2022 Taiwanese Dermatological Association (TDA), Taiwanese Association for Psoriasis and Skin Immunology (TAPSI), and Taiwan Society of cardiology (TSOC) joint consensus recommendations for the management of psoriatic disease with attention to cardiovascular co-morbidities [J]. Journal of the Formosan Medical Association, 2023, 122 (6): 442－457.

[3] GARSHICK MS, WARD NL, KRUEGER JG, et al. Cardiovascular risk in patients with psoriasis: JACC review topic of the week [J]. Journal of the American College of Cardiology, 2021, 77 (13): 1670－1680.

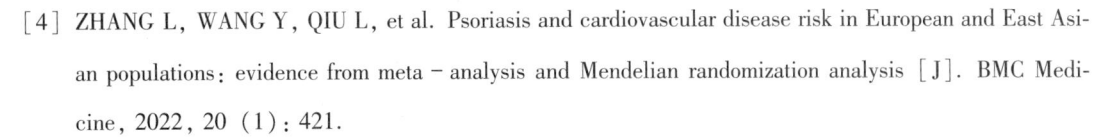

［4］ZHANG L, WANG Y, QIU L, et al. Psoriasis and cardiovascular disease risk in European and East Asian populations: evidence from meta-analysis and Mendelian randomization analysis［J］. BMC Medicine, 2022, 20（1）: 421.

［5］WU JJ, KAVANAUGH A, LEBWOHL MG, et al. Psoriasis and metabolic syndrome: implications for the management and treatment of psoriasis［J］. Journal of the European Academy of Dermatology and Venereology, 2022, 36（6）: 797-806.

［6］LIU L, CAI X, SUN X, et al. Global prevalence of metabolic syndrome in patients with psoriasis in the past two decades: current evidence［J］. Journal of the European Academy of Dermatology and Venereology, 2022, 36（11）: 1969-1979.

［7］TERUI H, ASANO Y. Biologics for reducing cardiovascular risk in psoriasis patients［J］. Journal of Clinical Medicine, 2023, 12（3）: 1162.

［8］MERZEL ? ABOVI? EK, STARBEK ZORKO M, JANI? M. Killing two birds with one stone: potential therapies targeting psoriasis and atherosclerosis at the same time［J］. International Journal of Molecular Sciences, 2022, 23（12）: 6648.

［9］ORLANDO G, MOLON B, VIOLA A, et al. Psoriasis and cardiovascular diseases: an immune-mediated cross talk?［J］. Frontiers in Immunology, 2022, 13: 868277.

［10］LEBWOHL M. Does treatment of psoriasis reduce cardiovascular comorbidities?［J］. Journal of Investigative Dermatology, 2017, 137（8）: 1612-1613.

［11］BOEHNCKE WH. Systemic inflammation and cardiovascular comorbidity in psoriasis patients: causes and consequences［J］. Frontiers in immunology, 2018, 9: 579.

［12］SMITH CH, YIU ZN, BALE T, et al. British Association of Dermatologists guidelines for biologic therapy for psoriasis 2023: a pragmatic update［J］. British Journal of Dermatology, 2024, 190（2）: 270-272.

［13］SMITH CH, YIU ZN, BALE T, et al. British Association of Dermatologists guidelines for biologic therapy for psoriasis 2020: a rapid update［J］. British Journal of Dermatology, 2020, 183（4）: 628-637.

［14］NAST A, GISONDI P, ORMEROD AD, et al. European S3-Guidelines on the systemic treatment of psoriasis vulgaris - Update 2015 - Short version - EDF in cooperation with EADV and IPC［J］. Journal of the European Academy of Dermatology and Venereology, 2015, 29（12）: 2277-2294.

［15］NAST A, JACOBS A, ROSUMECK S, et al. Methods Report: European S3-Guidelines on the systemic treatment of psoriasis vulgaris - update 2015 - EDF in cooperation with EADV and IPC［J］. Journal of the European Academy of Dermatology and Venereology, 2015, 29（12）: e1-e22.

第四章

特发性炎症性肌病合并心血管疾病的循证诊疗

特发性炎性肌病（idiopathic inflammatory myopathy，IIM）是一组以对称性近端肌无力为特征的骨骼肌疾病，其组织病理学特征与炎性浸润有关。根据不同的临床病理特征，分为皮肌炎（Dermatomyositis，DM）、多发性肌炎（Polymyositis，PM）、坏死性自身免疫性肌炎、癌症相关性肌炎和散发性包涵体肌炎。IIM 的年发病率估计为（0.2~2）/10 万，患病率为（2~25）/10 万。其影响骨骼肌，也损伤皮肤、关节、肺和心脏。IIM 的合并症与死亡风险升高相关，其中，癌症、肺部受累和 CVD 是最常见的死亡原因。然而，这些患者的心脏受累常被忽视。

2010 年公布的《多发性肌炎和皮肌炎诊断及治疗指南》中认为"PM/DM 心脏受累的发生率为 6%~75%，但有明显临床症状者较少见，最常见的表现是心律不齐和传导阻滞，较少见的严重表现是充血性心力衰竭和心包压塞，这也是患者死亡的重要原因之一"。20222 年，在欧洲抗风湿病联盟（EULAR）协作组的指导下，欧洲颁布了关于 IIM 心血管风险的指导意见。本章就 IIM 中的主要两个类型，即多发性肌炎/皮肌炎（PM/DM）合并 CVD 的循证诊疗做一详细介绍。

一、特发性炎症性肌病的循证诊疗

（一）诊断意见

PM/DM 的主要临床表现是对称性四肢近端肌无力。全身症状可有发热、关节痛、乏力、体重减轻。PM 常隐匿起病，病情于数周、数月甚至数年内发展至高峰。常伴关节痛、晨僵、畏食、体重减轻和发热等全身症状。近端肢体肌无力为其主要临床表现，可出现肺部受累,如间质性肺炎、肺纤维化、吸入性肺炎等;约有30%的患者可见心脏改变。在PM临床基础上出现典型皮疹即可诊断DM。皮疹可出现在肌炎的任何时间段,与肌肉受累常不平行。典型皮疹包括以上眼睑为中心的眶周水肿性紫红色斑、Gottron征、V型征、披肩征,部分患者有"技工手"表现。皮疹通常无瘙痒及疼痛,多为暂时性,但可反复发作。

目前尚没有一个PM/DM诊断标准被一致公认并普遍采纳,多数临床医师采纳的仍然是Bohan和Peter提出来的标准。常见的几项标准如下(表4-1)。

表4-1 PM/DM的Bohan/Peter诊断标准

标准	定义
1. 对称性肌无力	肢带肌和颈前屈肌对称性无力,持续数周至数月,伴或不伴食管或呼吸肌受累
2. 肌活检异常	骨骼肌肌肉病理提示Ⅰ型和Ⅱ型肌肉纤维变性或坏死,细胞吞噬、再生及嗜碱性变,核膜增大、空泡,核仁隆起明显,筋膜周围结构萎缩,纤维大小不一伴炎性渗出
3. 肌酶升高	血清骨骼肌肌酶升高,如肌酸激酶(CPK)、醛缩酶、乳酸脱氢酶(LDH)、谷草转氨酶(AST)和谷丙转氨酶(ALT)
4. 肌电图异常	肌电图显示三联征改变,即时限缩短,小型的多相运动电位;纤颤电位,正弦波;插入性激惹和奇特的高频放电
5. 皮肤损害	眼睑呈淡紫色,眶周水肿的向阳性皮疹;手背有脱鳞屑、红斑性皮炎,特别是掌指关节和近端指尖关节伸侧的皮疹,称之为Gottron征;在双侧膝、肘、踝关节,面部、颈部和上半身出现的红斑性皮疹

备注:
1. 多发性肌炎标准
  (1) 确诊:符合所有1~4条标准
  (2) 拟诊:符合1~4条中任何3条标准
  (3) 可疑:符合所有1~4条中的任何2条标准
2. 皮肌炎标准
  (1) 确诊:符合第5条及所有1~4条标准
  (2) 拟诊:符合第5条及1~4条中任何2条标准
  (3) 可疑:符合第5条及所有1~4条中的任何条标准

近年来,一些专家认为Bohan和Peter标准会导致对PM的过度诊断。因为它不能将PM与包涵体肌炎等其他炎性肌病相鉴别,因此,国际肌痛协作组在2004年提出了另一种特异性炎症性肌病的分类诊断标准(表4-2)。

表4-2 国际肌病协作组建议的特异性炎症性肌病的分类诊断标准

诊断要求		诊断标准	
1. 临床标准		1. PM	
包含标准	排除标准	确诊 PM	拟诊 PM
A. 常常大于18岁发作，非特异性肌炎及DM可在儿童期发作 B. 亚急性或隐匿性发作 C. 肌无力：对称性近端＞远端，颈屈肌＞颈伸肌 D. DM的典型皮疹：眶周水肿性紫色皮疹；Gottron征，颈部V型征，披肩	A. 包涵体肌炎的临床表现：非对称性肌无力，腕手屈肌与三角肌同样无力或更差，伸膝和/或踝背肌与屈髋同样无力或更差 B. 眼肌无力，特发性发音困难，颈伸＞颈屈无力 C. 药物中毒性肌病，内分泌疾病如甲亢、甲旁亢及甲减，淀粉样变，家族性肌营养不良病或近端运动神经病 D. 肌活检包括B，除外C、D、H、I	(1) 符合所有临床标准，除外皮疹 (2) 血清肌酸激酶升高 (3) 肌活检符合A，除外C, D, H, I	(1) 符合所有临床标准，除外皮疹 (2) 血清肌酸激酶升高 (3) 其他实验室标准中的1/3条
2. 血清CPK水平升高		2. DM	
3. 其他实验室指标		确诊 DM	拟诊 DM
A. 肌电图检查 　包含标准：纤颤电位的插入性和自发性活动增加，正向波或复合的重复放电；形态检测分析显示存在短时限，小幅多相性运动单位动作电位 　排除标准：肌强直性放电提示近端肌强直性营养不良或其它传导通道疾病；形态显示为长时限、大幅多向性运动单位动作电位；用力收缩募集的运动单位动作电位类型减少 B. 磁共振显像 　肌组织内弥漫或片状信号增强 C. 肌炎特异性抗体		(1) 符合所有临床标准 (2) 肌活检符合C	(1) 符合所有临床标准 (2) 肌活检符合D或E，或肌酸激酶升高，或其他实验室标准中的1/3条

续表

诊断要求	诊断标准
4. 肌活检标准	3. 无肌病性皮肌炎
A. T 细胞包绕和浸润至非坏死肌内膜 B. CD8⁺T 细胞包绕非坏死肌内膜但浸润至非坏死肌内膜不确定，或明显的 MHC－Ⅰ分子表达 C. 束周萎缩 D. MAC 沉积，或毛细血管密度降低，或光镜内见内皮细胞中有管状包涵体，或束周纤维 MHC－Ⅰ表达 E. 血管周围，肌束膜有炎性细胞浸润 F. 肌内膜散在的 CD8⁺T 细胞浸润，但是否包绕或浸润至肌内膜不肯定 G. 大量的肌纤维坏死为突出表现，炎性细胞不明显或只有少量散布在血管周，肌束膜浸润不明显 H. MAC 沉积于小血管或 EM 见烟斗柄状毛细血管，但内皮细胞中是否有管状包涵体不确定 I. 可能是包涵体肌炎表现：镶边空泡，碎片性红纤维，细胞色素过氧化物酶染色阴性 J. MAC 沉积于非坏死肌纤维内膜，及其他提示免疫病理有关的肌营养不良	（1）DM 典型的皮疹 （2）皮肤活检包括证明毛细血管密度降低，沿真皮－表皮交界处小血管膜攻击复合物（MAC）沉积伴大量角化细胞 （3）没有客观的肌无力 （4）肌酸激酶正常 （5）肌电图正常 （6）如果做肌活检无典型的 DM 表现
	4. 可疑无皮炎性皮肌炎
	（1）符合所有临床标准，除外皮疹 （2）血清肌酸激酶升高 （3）其他实验室标准中的 1/3 条 （4）肌活检符合 C 或 D
	5. 非特异性肌炎
	（1）符合所有临床标准，除外皮疹 （2）血清肌酸激酶升高 （3）其他实验室标准中的 1/3 条 （4）肌活检符合 E 或 F，并除外其他所有表现
	6. 免疫介导的坏死性肌病
	（1）符合所有临床标准，除外皮疹 （2）血清肌酸激酶升高 （3）其他实验室标准中的 1/3 条 （4）肌活检包符合 G，并除外其他所有表现

研究显示该标准与 Bohan 和 Peter 标准相比，在有肌肉活检的情况下具有较高的敏感性；在没有肌肉活检的情况下，表现与 Bohan 和 Peter 相似。两种标准在 PM 中的敏感性均较差。

（二）治疗意见

PM/DM 患者的治疗应遵循个体化原则，治疗开始前应对病人进行全面评估。治疗用药首选糖皮质激素，对糖皮质激素反应不佳者可选用免疫抑制剂，重症者可两类药物联合运用，皮损者可加用羟氯喹，部分难治性 PM/DM 患者可采取注射大量人体免疫球蛋白、血浆交换、白细胞去除法及全身放疗法。目前，也有研究采用抗肿瘤坏死因子-α 的单克隆抗体治疗 DM 患者，取得了较好的疗效，但这一方法只处于初步研究阶段，尚缺乏大样本的病历研究。Cochrane 图书馆的一篇系统评价纳入了 10 个随机对照研究共 258 名 PM/DM 患者，评价免疫抑制剂及免疫调节剂的治疗效果。结果认为这些措施尽管有效，但存在明显的副作用。此外，由于纳入的研究样本量都很小，使得结果的可靠性受到影响。

（三）治疗流程

除 IBM 外的 IIM 治疗流程见图 4-1。

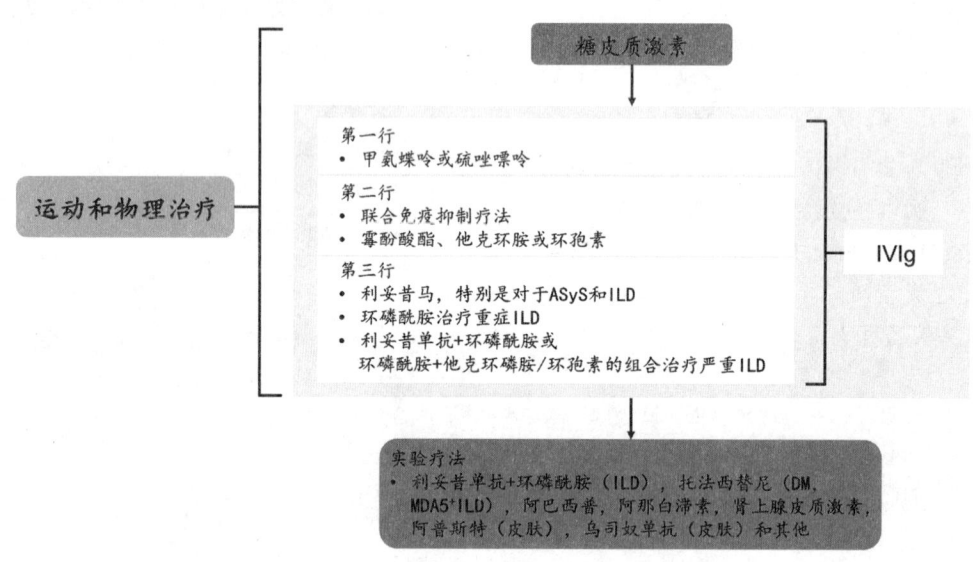

图 4-1 除 IBM 外的 IIM 治疗流程

ASyS，抗合成酶综合征；DM，皮肤肌炎；IBM，包涵体肌炎；IIM，特发性炎症性肌病；ILD，间质性肺病；IVIg，静脉注射免疫球蛋白；MDA5，黑色素瘤分化相关基因 5

（四）推荐意见

由于 IIM 的罕见性和异质性，其管理具有挑战性。目前没有全面的共识或指南推荐的疗法存在，主要是由于缺乏以相关临床试验形式存在的强有力的临床证据。幸运的是，越来越多的新疗法目前正在进行 II 期或 III 期临床试验。IIM 的治疗目标是改善患者症状，使功能水平恢复到接近基线。除了静脉注射免疫球蛋白（IVIg）、利妥昔单抗和运动等存在随机对照研究，其他证据多来自治疗性的回顾性队列研究。

第四章
特发性炎症性肌病合并心血管疾病的循证诊疗

IIM 的治疗意见见表 4-3。

表 4-3　IIM 的治疗意见

临床问题	推荐意见
1. 哪些临床体征和实验室检查可预测功能预后和治疗反应	一些临床症状/体征和实验室检查可以预测生命预后和治疗反应性（推荐等级：C1）
2. 自身抗体是肌炎的有用标志物吗	肌炎特异性抗体（MSA）和肌炎相关自身抗体（MAA）与肌炎患者的临床亚型、发病机制、临床病程和治疗反应密切相关。因此，强烈建议测量抗氨酰-tRNA 合成酶（ARS）抗体，包括抗 Jo-1 和其他 MSA（推荐等级：A）
3. 哪一个是跟踪肌炎的临床活动最好的标记，CK 还是手动肌肉测试（MMT）	CK 和 MMT 在肌炎活动性的临床评价中具有同等价值（推荐等级：B）
4. PM/DM 合并间质性肺炎的一线治疗是什么	PM/DM 的一线治疗是糖皮质激素给药（建议等级：B）
5. 糖皮质激素经验证的初始剂量是多少	泼尼松龙 0.75~1 mg/（kg·d）天已用于 PM/DM 的缓解诱导（建议等级：C1）
6. 萎缩的肌肉可以通过糖皮质激素治疗恢复吗	萎缩的肌肉有望通过治疗恢复
7. 缓解后是否可以停用糖皮质激素	虽然没有证据表明糖皮质激素停药后患者的复发率是否高于继续维持治疗的患者，但在某些情况下，糖皮质激素停药是可能的
8. 如何区分 PM/DM 引起的肌无力和类固醇肌病	参考临床和实验室检查结果的综合方法用于区分 PM/DM 和类固醇肌病引起的肌无力
9. 哪些患者应接受免疫抑制剂联合糖皮质激素治疗	对糖皮质激素治疗耐药的 PM/DM 患者应给予免疫抑制剂（建议等级：B）
10. 在加用免疫抑制剂的情况下，糖皮质激素可以提前减量吗	添加免疫抑制剂对早期逐渐减少糖皮质激素剂量有用（建议等级：C1）
11. 除糖皮质激素外，哪些免疫抑制剂可有效治疗 PM/DM	其他常见免疫抑制剂均可有效（推荐等级：B）
12. IVIg 能否作为激素耐药 PM/DM 的推荐治疗方案	IVIg 治疗可在类固醇耐药的 DM（推荐等级：B）和 PM（推荐等级：C1）患者中开始
13. 需要强化治疗的肌炎复发的可靠标志物是什么	肌酶和 MMT 被用作疾病活动的标志物。影像学检查结果、视觉模拟评分（VAS）和肌电图检查结果也很有用。由于几种标志物的总体评价很重要，因此建议采用整合这些标志物的复合指标来评估疾病活动性（推荐等级：B）

续表

临床问题	推荐意见
14. 肌炎复发时应选择何种治疗	选择将泼尼松龙增加至 0.5~1.0 mg/（kg·d），或添加免疫抑制剂、IVIg、生物制剂、血浆置换
15. 我们是否应采取任何措施预防接受糖皮质激素和/或免疫抑制剂治疗的肌炎相关间质性肺病患者的机会性感染	当对伴有肺间质病的肌炎患者给予大剂量糖皮质激素和/或免疫抑制剂时，应采取措施预防机会性感染，如肺孢子虫肺炎（推荐等级：A）
16. 治疗初期的康复是否有效	据报道，在治疗的早期阶段开始康复对恢复肌肉力量是有效的。由于没有报告说这是有害的，因此可以进行康复。然而，功能改善的确切预后尚不清楚。此外，目前尚未确定康复的适当负荷（建议等级：C1）
17. 慢性肌炎患者的肌无力会随着康复而改善吗	慢性期的康复可能对肌肉力量恢复有效，而不会加重炎症，因此推荐（推荐等级：B）
18. 肌炎患者吞咽困难应如何治疗	IVIg是治疗类固醇抵抗性吞咽困难的推荐治疗选择（推荐等级：C1）
19. 肌炎合并间质性肺病患者应如何治疗	建议给予高剂量激素（泼尼松龙1 mg/kg）。在急性进展性间质性肺病和高风险患者的情况下，免疫抑制剂应与糖皮质激素一起开始使用（推荐等级：B）
20. 心肌受累的肌炎患者应如何治疗	应考虑高剂量糖皮质激素，包括连续三次静脉注射甲基强的松龙脉冲联合免疫抑制剂（推荐等级：C1）
21. 糖尿病患者在治疗后只出现皮肤症状或只有皮肤症状，应如何治疗	对于仅有皮肤症状的糖尿病患者，应进行观察或局部皮质类固醇治疗
22. 皮肤钙化的糖尿病患者应该如何治疗	对于DM标准治疗后残留的钙质沉着，应考虑给予低剂量华法林、盐酸地尔硫卓、氢氧化铝、双膦酸盐、丙磺舒、IVIg或手术治疗（推荐等级：C1）

二、特发性炎症性肌病合并心血管疾病的背景

CVD合并症是IIM的最主要死因。最常见的心源性死亡病因依次为：慢性心力衰竭、急性心肌梗死、心肌炎、心脏停搏、非特异性心律失常及心源性猝死。其中，慢性心力衰竭约占21%。Dobloug等人进行的一项基于瑞典人群的全国性队列研究发现，心脏病是IIM患者最常见的死亡原因之一。美国国家数据库的一项研究则提示合并CVD的DM患者的病死率是无CVD合并症的DM患者的2倍，是合并了CVD的一般人群的1.98倍。在丹麦的一项研究中，与匹配的对照人群相比，DM/PM患者发生心力衰竭和其他心脏不良事

件的相关风险更高；在发生心力衰竭的患者中，DM/PM 病史与较高的死亡率相关。

有 9%~72% 的 PM/DM 患者存在心脏受累，其中，32%~77% 的患者有临床心力衰竭症状，传导异常、左心室舒张功能不全及左心室肥厚分别占 25%~38.5%、42%、6%~12%。而在临床上，受到临床医生重视的 CVD 主要是心肌梗死和心力衰竭。

PM/DM 可能是心血管事件发生的独立风险因素。实际上，多数研究均报道 PM/DM 患者的冠状动脉粥样硬化性心脏病及心力衰竭发病风险增加。Prieto 在英国进行了一项包括 603 例 IIM 患者的研究，并报告 IIM 患者的心血管事件发生率显著高于健康对照组。在中国台湾的一项回顾性队列研究中，PM/DM 患者的心力衰竭风险显著高于非 PM/DM 患者。心力衰竭的风险在诊断 PM/DM 后的前 10 年内最高。在一项纳入 108 例心肌受累的 IIM 患者的横断面多中心研究中，62% 的患者出现心力衰竭，56.5% 的患者出现临床显著的心律失常，18.5% 的患者同时出现心力衰竭和心律失常。

综上，IIM 合并 CVD 风险高。据报道，传统的 CVD 危险因素和与 IIM 相关的因素在其中占主导地位。

三、特发性炎症性肌病合并心血管疾病的循证诊疗

（一）总体原则

（1）临床医生应了解，IIM 患者的 CVD 风险增加，降低 IIM 的疾病活动度可能会降低 CVD 风险。

（2）风湿病学专家负责与初级保健提供者、内科医生或心脏病专家和其他医疗保健提供者合作，进行 CVD 风险评估和管理。

（3）应定期对 IIM 患者进行 CVD 风险因子筛查。风险管理措施应包括筛查和严格控制 CVD 危险因素（戒烟、血压、血脂和糖尿病管理）。建议在诊断后 6 个月内进行 CVD 风险评估，并根据个体患者特征和风险水平重复进行。

（4）在 IIM 患者中，关于 CVD 风险、治疗依从性和生活方式改变（如健康饮食和定期体力活动）的患者教育和咨询对于 CVD 风险的管理非常重要。

（二）推荐意见

1. 推荐意见一

对于 IIM 患者，我们建议彻底评估传统的 CVD 风险因素。建议在 IIM 患者中使用心血管预测工具，但需要注意其缺陷。

目前不确定 CVD 风险升高在多大程度上是由传统或疾病特异性风险因素所驱动的。现有的工具，如心脏病风险评分（FRS）、QRISK 或系统性冠状动脉风险评估（SCORE），是基于长期随访的大型一般人群队列。我们的一项病例对照研究评估了 IIM 患者的 CVD 风险评分在检测颈动脉亚临床动脉粥样硬化（SCA）方面的表现。研究共纳入 123 名 IIMs 患者和 123 名年龄和性别匹配的健康对照。与对照组相比，颈动脉 SCA 在 IIM 患者中更为普遍（77.2 vs. 50.4%）。此外，颈动脉 SCA 患者年龄较大，与 SCA 阴性受试者相比，阳性患者的所有风险评分均显著增高。根据 FRS、SCORE 和 ASCVD 风险评分，阳性患者分别有 77.9%、96.8% 和 66.7% 被归类为低风险类别。矫正后的风险分数也显示出灵敏度的适度改善。值得注意的是，通过采用最佳临界值，这些风险评分对 SCA 患者具有良好的区分性，曲线下面积为 0.802～0.893。但总体而言，所有 CVD 风险评分在识别高 CVD 风险的 IIM 患者方面表现不佳。

2. 推荐意见二

对于 IIM 患者，血压管理应遵循普通人群的建议。

目前没有证据表明 IIM 患者的高血压治疗目标水平与一般人群中使用的高血压治疗目标水平不同。

3. 推荐意见三

血脂异常的治疗应遵循普通人群的建议。

在 IIM 中，目前尚无研究探讨 IIM 患者血脂异常的防治，因此，目前没有证据表明 IIM 患者的血脂异常的治疗目标水平与一般人群中的治疗目标水平不同。在坏死性自身免疫性肌炎中，考虑到他汀类药物的副作用，不建议用其调节血脂水平。

4. 推荐意见四

对于 IIM 患者，不推荐标准的一级预防使用血小板抑制药。使用血小板抑制剂的治疗应遵循普通人群的建议。

5. 补充意见

（1）IIM 患者心血管事件的额外风险与 RA 患者相似，心血管事件的额外风险在诊断后的前 5 年内最大。

英国临床实践研究数据统计了每个队列随着时间推移的 CVD 事件发生率，并使用 Cox 比例风险模型进行比较。结果发现 IIM 患者和 RA 患者的风险相似。与健康对照组相比，IIM 患者的心肌梗死率而非卒中明显更高。IIM 患者心血管事件的额外风险与 RA 相似，其心血管事件的额外风险在诊断后的头 5 年内最大。

（2）抗体可能与心脏受累相关。

数项研究探讨了多个抗体与心脏受损的相关性，这些抗体包括抗 SRP 抗体、抗 Jo-1

抗体、抗线粒体抗体亚型2、抗Ro/SSA抗体，以及抗MDA5抗体。在一项队列研究中，抗SRP抗体阳性是心脏受累的预测因子，与性别、种族、诊断时的年龄和肺部受累无关。

（3）他汀类药物不推荐作为IIM的一级预防。

JUPITER研究发现他汀类药物可降低类风湿关节炎、系统性红斑狼疮、强直性脊柱炎等自身免疫疾病患者的CVD风险。一些病案报道宣称他汀类药物可诱发肌痛、雷诺病、非特异性的皮疹及特异性的皮疹，但这些患者坚持使用糖皮质激素或辅以抗风湿类药物治疗，绝大部分患者缓慢恢复，仅1例死亡。

PM/DM患者中存在血脂"剩余风险"。那么，在这些人群中是否应使用他汀类药物呢？IMACS研究给我们提供了一些启示，结果发现93%的患者（合并CVD）使用了不同种类的他汀类药物，其中36例患者出现了他汀类药物的各种不良反应，8例患者被诊断为他汀诱发的肌炎。但在持续治疗之后，7例患者肌炎的症状及体征均逐渐消失。

PM/DM患者常规使用他汀类药物的循证医学证据并不充分，期待有大规模、前瞻性的研究出现。从现有的流行病学资料来看，PM/DM患者多存在血脂相关性CVD剩余风险，干预血脂是必要的。《血脂相关性心血管剩余风险控制中国专家共识》指出，治疗性生活方式的改变应该作为治疗的基础；药物治疗方案是，在经他汀类药物治疗，低密度脂蛋白胆固醇达标后，若甘油三酯≥2.26 mmol/L伴或不伴高密度脂蛋白胆固醇水平<1.04 mmol/L，选用贝特类药物、烟酸或ω-3脂肪酸联合治疗，治疗目标为非高密度脂蛋白胆固醇达标，或甘油三酯≤2.26 mmol/L。

参考文献

[1] WANG H, LI H, KAI C, et al. Polymyositis associated with hypothyroidism or hyperthyroidism: two cases and review of the literature [J]. Clinical rheumatology, 2011, 30 (4): 449-458.

[2] WANG H, TAO L, LI H, et al. Dermatomyositis related to autoimmune thyroiditis [J]. Journal of the European Academy of Dermatology and Venereology, 2011, 25 (9): 1085-1093.

[3] TRYBUCH A, TARNACKA B. Cardiac involvement in polymyositis and dermatomyositis: diagnostic approaches [J]. Reumatologia, 2023, 61 (3): 202.

[4] XIONG A, HU Z, ZHOU S, et al. Cardiovascular events in adult polymyositis and dermatomyositis: a meta-analysis of observational studies [J]. Rheumatology, 2022, 61 (7): 2728-2739.

[5] GONÇ ALVES JúNIOR J, SHINJO SK. Assessment of cardiovascular risk factors in patients with idiopathic inflammatory myopathies: a systematic review [J]. Clinical Rheumatology, 2023, 42 (11): 2943-2950.

[6] JAYAKUMAR D, ZHANG R, WASSERMAN A, et al. Cardiac manifestations in idiopathic inflammato-

ry myopathies: an overview [J]. Cardiology in Review, 2019, 27 (3): 131-137.

[7] ZHANG Y, YANG X, QIN L, et al. Left ventricle diastolic dysfunction in idiopathic inflammatory myopathies: A meta-analysis and systematic review [J]. Modern Rheumatology, 2022, 32 (3): 589-597.

[8] SHAH M, SHINJO SK, DAY J, et al. Cardiovascular manifestations in idiopathic inflammatory myopathies [J]. Clinical Rheumatology, 2023, 42 (10): 2557-2575.

[9] WANG H, LIU H, YU X, et al. Left ventricle diastolic function in patients with polymyositis [J]. International Journal of Cardiology, 2013, 168 (4): 4311-4312.

[10] WANG H, TANG J, CHEN X, et al. Lipid profiles in untreated patients with dermatomyositis [J]. Journal of the European Academy of Dermatology and Venereology, 2013, 27 (2): 175-179.

[11] WANG H, CAI Y, CAI L, et al. Altered lipid levels in untreated patients with early polymyositis [J]. PLoS One, 2014, 9 (2): e89827.

[12] QIN L, ZHANG Y, YANG X, et al. Development of the prediction model for hypertension in patients with idiopathic inflammatory myopathies [J]. The Journal of Clinical Hypertension, 2021, 23 (8): 1556-1566.

[13] QIN L, LUO Q, HU Y, et al. The poor performance of cardiovascular risk scores in identifying patients with idiopathic inflammatory myopathies at high cardiovascular risk [J]. Open Medicine, 2023, 18 (1): 20230703.

[14] LIN CY, CHEN HA, HSU TC, et al. Time-dependent analysis of risk of new-onset heart failure among patients with polymyositis and dermatomyositis [J]. Arthritis & Rheumatology, 2022, 74 (1): 140-149.

[15] GUPTA R, WAYANGANKAR SA, TARGOFF IN, et al. Clinical cardiac involvement in idiopathic inflammatory myopathies: a systematic review [J]. International Journal of Cardiology, 2011, 148 (3): 261-270.

[16] FAIRLEY JL, WICKS I, PETERS S, et al. Defining cardiac involvement in idiopathic inflammatory myopathies: a systematic review [J]. Rheumatology, 2022, 61 (1): 103-120.

第五章

原发性干燥综合征合并心血管疾病的循证诊疗

干燥综合征（sjögren syndrome，SS）是一种病因不明的全身性慢性自身免疫性疾病，其特征是免疫介导的唾液腺和泪腺损伤，导致口干和眼干燥。此外，干燥可能会影响其他粘膜表面，如气道、消化道和阴道，导致临床表现为"干燥综合征"。作为一种全身性疾病，SS几乎可以累及任何器官或系统，导致其多变的临床表现。如果SS与其他疾病无关，则将其定义为"原发性SS"（pSS）；如果SS与潜在的自身免疫性结缔组织疾病相关，则将其定义为"继发性SS"。SS主要影响中年女性，通常在50岁时确诊；然而，首次症状可能在确诊前数年出现。根据最近的荟萃分析，SS的年发病率估计为6.92/10万，而年患病率为60.82/10万。

最近的一项纳入了7 888例pSS患者的系统综述评估了pSS的患者死亡原因和预测因素。结果发现死亡的主要原因是感染、CVD和恶性肿瘤。与一般人群相比，pSS患者死亡风险显著增加。与死亡风险相关的潜在危险因素包括确诊时年龄较大、男性、腮腺肿大、腮腺造影异常、腺体外受累、血管炎、抗SSB抗体阳性、低补体血症和冷球蛋白血症。同时，诸多荟萃分析也发现pSS患者的CVD风险明显增加。本章重点从循证证据角度解析pSS合并CVD的诊断和治疗。

一、原发性干燥综合征的循证诊疗

（一）诊断意见

pSS起病较为隐匿，临床表现多样，病情轻重差异性较大。其局部表现为口干（70%～80%）、猖獗性龋齿（50%）、腮腺炎（50%）、舌痛、口腔溃疡，以及干燥性角结膜炎等症状，其中，猖獗性龋齿是pSS的特征性病变。pSS的全身系统性病变包括乏力、发热、局部血管炎、关节痛，累及肾脏时可表现为低血钾性肌肉麻痹，严重者出现肾钙化、肾结石及软骨病，另外累及呼吸系统、消化系统、神经系统以及血液系统时也可出现相应的症状。

依据2002年pSS国际分类标准（表5-1、表5-2）诊断pSS，在国内初步验证特异度为98%，敏感度为87%。但在临床工作中，pSS的诊断要结合患者的具体情况，不能局限于该标准，以免遗漏早期不典型的患者，但又要符合该标准中的依据。

表5-1 pSS国际分类标准的项目

Ⅰ. 口腔症状（3项中有1项或1项以上）
1. 每日感口干持续3个月以上； 2. 成年后腮腺反复或持续肿大； 3. 吞咽干性食物时需用水帮助
Ⅱ. 眼部症状（3项中有1项或1项以上）
1. 每日感到不能忍受的眼干持续3个月以上； 2. 有反复的砂子进眼或砂磨感觉； 3. 每日需用人工泪液3次或3次以上
Ⅲ. 眼部体征（下述检查有1项或1项以上阳性）
1. Schirmer I 试验（+）（≤5 mm/5 min）； 2. 角膜染色（+）（≥4 van Bijsterveld 计分法）
Ⅳ. 组织学检查
下唇腺病理示淋巴细胞灶≥1（指4 mm^{2}组织内至少有50个淋巴细胞聚集于唇腺间质者为1灶）
Ⅴ. 涎腺受损（下述检查有1项或1项以上阳性）
1. 涎液流率（+）（≤1.5 ml/15 min）； 2. 腮腺造影（+）； 3. 涎腺同位素检查（+）
Ⅵ. 自身抗体
抗SSA抗体或抗SSB抗体（+）（双扩散法）

表5-2 pSS国际分类标准的诊断分类

1. pSS：无任何潜在疾病的情况下，有下述2条则可诊断： a. 符合表5-1中4或4条以上，但必须含有条目Ⅳ（组织学检查）和（或）条目Ⅵ（自身抗体）； b. 条目Ⅲ、Ⅳ、Ⅴ、Ⅵ 4条中任3条阳性
2. 继发性干燥综合征：患者有潜在的疾病（如任一结缔组织病），而符合表5-1的Ⅰ和Ⅱ中任1条，同时符合条目Ⅲ、Ⅳ、Ⅴ中任2条

续表

3. 必须除外：颈头面部放疗史，丙型肝炎病毒感染，艾滋病，淋巴瘤，结节病，格雷夫斯病，抗乙酰胆碱药的应用（如阿托品、莨菪碱、溴丙胺太林、颠茄等）

（二）治疗意见

pSS 的治疗目的主要是缓解患者症状，延缓疾病的发展和延长患者的生存期，无可以根治疾病的方法。对 pSS 的理想治疗不但要缓解患者口、眼干燥的症状，更重要的是保护患者的脏器功能。

pSS 主要治疗包括对症治疗、改善外分泌腺体功能，以及免疫抑制和调节治疗。针对早期高免疫球蛋白血症应给予糖皮质激素及免疫抑制治疗。生物制剂的有效性仍然值得进一步研究。根据国外指南，肿瘤坏死因子抑制剂不推荐用于治疗单独 pSS 患者的干燥症状，而利妥昔单抗可用于治疗单独 pSS，pSS 合并血管炎、关节炎、严重的腮腺肿胀、血管炎相关的冷球蛋白血症、肺疾病、单神经炎，以及经传统治疗无效的口干症状。

（三）诊疗流程

口腔干燥的 pSS 患者的腺体功能评估和治疗方法见图 5-1。

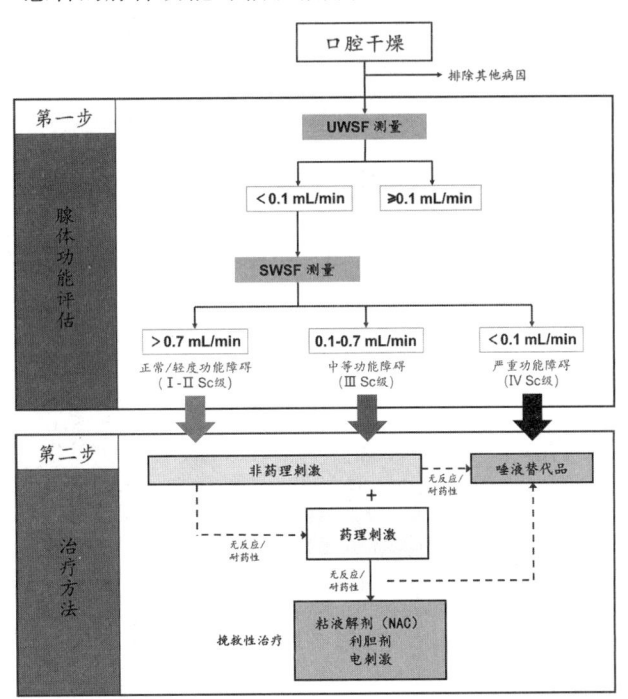

图 5-1 口腔干燥的 pSS 患者的腺体功能评估和治疗方法

SWSF，刺激整个唾液流；UWSF，不受刺激的整个唾液流。

眼部干燥的 pSS 患者的腺体功能评估和治疗方法见图 5-2。

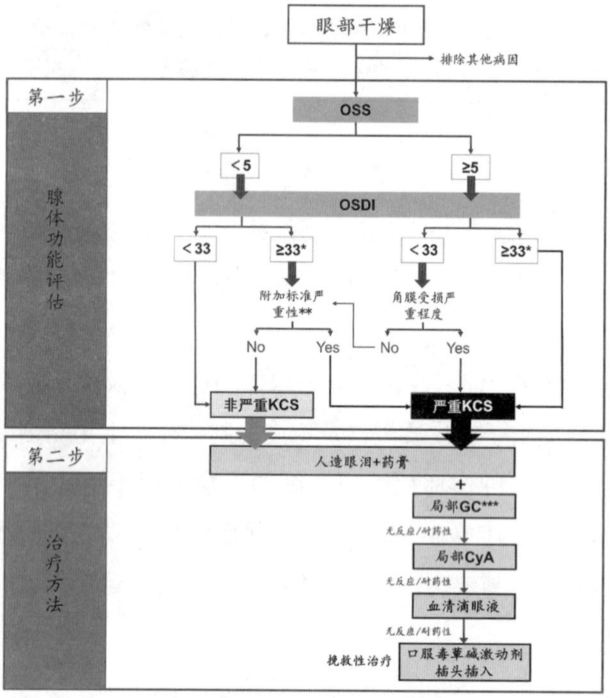

图 5-2　眼部干燥的 pSS 患者的腺体功能评估和治疗方法

*如果 OSS≤1，请考虑神经性疼痛。

**严重性的附加标准：(1) 视觉功能受损（光恐惧症、视力调整或低对比度）；(2) 眼睑睑痉挛（继发于眼部炎症）；(3) 严重的梅博米腺疾病或眼睑炎症。

***用于短期适应症（2-4 周）。

KCS，干燥性角结膜炎；CyA，环孢菌素 A；GC，糖皮质激素；OSS，眼部染色分数；OSDI，眼表疾病指数。

（四）推荐意见

除了将缓解症状作为最重要的目标外，SS 没有特定的治疗目标。EULAR 推进了一项国际合作研究，旨在制定首个基于 EULAR 证据和共识的建议，用于使用局部和全身药物治疗的 SS 患者。其提出了一套总体原则和建议。总体原则包括以下方面：SS 患者应在专业中心或与专业中心密切合作的医疗机构，采用多学科方法进行管理；SS 的首选治疗方法应是使用局部疗法缓解症状；系统疗法可考虑用于治疗活动性 SS。推荐意见如下。

(1) 建议在开始治疗口腔干燥之前对唾液腺功能进行基线评估。

(2) 根据唾液腺功能状况，首先的口腔干燥治疗方法为：①轻度障碍，非药物刺激；②中度功能障碍，物理刺激；③严重功能障碍，唾液替代。

(3) 眼干的一线治疗方法包括使用人工泪水和眼胶、眼膏。

（4）顽固性、重度眼干可使用局部免疫抑制滴眼液和自体血清滴眼液。

（5）应在出现疲劳/疼痛的患者中评估伴发疾病，评估其严重程度应使用特殊工具。

（6）使用针对肌肉骨骼疼痛的止痛药或其他止痛药，应考虑潜在益处和副作用之间的平衡。

（7）应根据器官病变的严重程度（疾病活动指数）的评估结果进行全身疾病治疗。

（8）糖皮质激素的使用应以控制活动性全身疾病所需的最小剂量和时间为限。

（9）免疫抑制剂应主要和糖皮质激素联用，目前没有证据证明哪一种免疫抑制剂疗效更佳。

（10）B 细胞靶向治疗可考虑用于严重、难治性系统性疾病患者。

（11）全身器官特异性治疗通常遵循糖皮质激素、免疫抑制剂和生物制品的顺序（或联合）用药。

（12）B 细胞淋巴瘤的治疗应根据特定的组织学亚型和疾病分期进行个体化处理。

二、原发性干燥综合征合并心血管疾病的背景

一般认为，与普通人群相比，pSS 患者死亡率更高。一项纳入了 14 项研究共 14 584 名患者的系统评价发现：与一般人群相比，pSS 患者的死亡风险增加了 1.46 倍。亚组分析表明，在年龄较大、男性、血管炎、间质性肺病、低补体、抗 La/SSB 抗体阳性和冷球蛋白血症的患者中，死亡风险显著增加。与一般人群相比，pSS 患者的死亡率增加了约 50%。

在真实世界中，约 1/3 的 pSS 患者可能存在腺体外受累。最常受影响的器官是甲状腺、肺、胃肠道、肾脏、皮肤和神经系统。pSS 的心脏表现少见，大多数证据以病例报告和小病例系列的形式存在。然而，pSS 似乎与 CVD 和脑血管事件的总体风险相关。例如，在一项队列研究中，pSS 患者脑血管和 CVD 事件的发生率显著高于普通人群（分别为 2.5% vs. 1.4% 和 1.0% vs. 0.4%）。与健康受试者相比，肺栓塞、深静脉血栓形成和静脉血栓栓塞的风险比（HR）分别为 4.07、2.80 和 2.92，尤其是在诊断后的第一年较高。最近一项包括 9 项研究的荟萃分析证实，pSS 患者的 CVD 风险较高［比值比（OR）：1.30，95% 置信区间（CI）：1.09~1.55］，但脑血管事件风险不高（OR：1.31，95% CI：0.96~1.79）。同样，最近的一项包括 14 项研究的荟萃分析发现，pSS 患者的冠心病［相对危险度（RR）：1.34，95% CI：1.06~1.38］、脑血管疾病（RR：1.46，95% CI：1.43~1.49）、心力衰竭（RR：2.54，95% CI：1.30~4.97）和血栓栓塞（RR：1.78，95% CI：1.41~2.25）的发生率较高。pSS 患者主要 CVD 事件发生率较高的结果具有一致性，但不

具有普遍一致性，这可能主要归因于其时间依赖性。事实上，风险因素通常需要很长的暴露时间才能真正导致结果。因此，需要很长的观察时间来检测单个风险因素的影响。

pSS 患者的 CVD 风险较高，其原因和影响因素尚未完全阐明。可能是多种因素复杂组合的结果，包括传统风险因素和疾病相关的机制。

三、原发性干燥综合征合并心血管疾病的循证诊疗

（一）总体原则

（1）临床医生应了解，pSS 患者的 CVD 风险增加，降低 pSS 的疾病活动度可能会降低 CVD 风险。

（2）风湿病学专家负责与初级保健提供者、内科医生或心脏病专家和其他医疗保健提供者合作，进行 CVD 风险评估和管理。

（3）应定期对 pSS 患者进行 CVD 风险因子筛查。风险管理措施应包括筛查和严格控制 CVD 风险因素（戒烟，血压、血脂和糖尿病管理）。建议在诊断后 6 个月内进行 CVD 风险评估，并根据个体患者特征和风险水平重复进行。

（4）在 pSS 患者中，关于 CVD 风险、治疗依从性和生活方式改变（如健康饮食和定期体力活动）的患者教育和咨询对 CVD 风险的管理非常重要。

（二）推荐意见

1. 推荐意见一

对于 pSS 患者，我们建议彻底评估传统的 CVD 风险因素。建议在 pSS 患者中使用心血管预测工具。

尚无研究调查心血管预测工具在 pSS 患者中的准确性。目前也不确定 CVD 风险升高在多大程度上是由传统或疾病特异性风险因素所驱动的。现有的工具，如心脏病风险评分（FRS）、QRISK 3 或系统性冠状动脉风险评估（SCORE），是基于长期随访的大型一般人群队列。因此，对于 pSS，我们暂时仍然建议使用在一般人群中开发的预测工具。

2. 推荐意见二

对于 pSS 患者，血压管理应遵循普通人群的建议。

一项针对 pSS 的大型前瞻性队列研究发现，钙通道阻滞剂、ACEI 和 ARB 对室性心律失常具有保护作用。但该研究未控制混杂因素。总而言之，目前没有证据表明 pSS 患者的高血压治疗目标水平与一般人群中使用的高血压治疗目标水平不同。

3. 推荐意见三

对于 pSS 患者，血脂治疗应遵循普通人群的建议。

在 pSS 患者中，目前尚无研究探讨其血脂异常的防治。因此，目前没有证据表明 pSS 患者的血脂异常的治疗目标水平与一般人群中的治疗目标水平不同。

4. 推荐意见四

对于 pSS 患者，不推荐标准的一级预防使用血小板抑制药。使用血小板抑制药的治疗应遵循普通人群的建议。

5. 补充意见

羟氯喹等免疫抑制剂对 pSS 相关肺动脉高压/CVD 可能有一定益处。

羟氯喹等免疫抑制剂治疗可能会带来一些心血管方面的获益。最直接的证据来自于一项靶向治疗策略改善 pSS 相关肺动脉高压患者的长期存活率的回顾性研究。该研究中，应用靶向治疗策略，32 例（50%）pSS 患者达到了治疗目标。1、3、5 年累计达标率分别为 40.6%、67.4%、73.9%，其预测因素包括使用免疫抑制剂（HR：4.715）和基线时右心室前后径 >30 mm（HR：0.426）。这一结果表明接受免疫抑制剂治疗的患者更有可能达到治疗目标。相反，右室结构受损与较差的治疗反应相关。因此，靶向治疗策略在 pSS 相关肺动脉高压患者中应该是有效的。

在中国台湾的一项纵向健康保险数据库研究中，作者评估了羟氯喹的临床用药与冠状动脉疾病发展之间的关系。在排除既往冠状动脉疾病后，总共纳入了 1 674 名接受羟氯喹药物治疗的 pSS 患者。经过一年多的随访，共纳入 1 142 名 pSS 患者进行评估。在校正年龄、性别、药物和慢性合并症等因素的影响后后，发现 pSS 患者发生冠状动脉粥样硬化性心脏病的风险明显降低。与低羟氯喹使用率（MPR）的患者相比，较高 MPR 的 pSS 患者发生冠状动脉粥样硬化性心脏病的风险减少（HR：0.49，95% CI：0.26~0.94）。至少有 100 mg 羟氯喹的累积剂量的 pSS 患者中，其冠状动脉粥样硬化性心脏病的发病风险也较低。这些结果提示，羟氯喹治疗可能有心血管保护作用，且具有剂量-效应关系。

参考文献

[1] BERARDICURTI O, RUSCITTI P, CIPRIANI P, et al. Cardiovascular disease in primary Sj？gren's syndrome [J]. Reviews on Recent Clinical Trials, 2018, 13 (3)：164 – 169.

[2] BELTAI A, BARNETCHE T, DAIEN C, et al. Cardiovascular morbidity and mortality in primary Sj？gren's syndrome：a systematic review and meta – analysis [J]. Arthritis Care & Research, 2020, 72 (1)：131 – 139.

[3] BARTOLONI E, BALDINI C, SCHILLACI G, et al. Cardiovascular disease risk burden in primary Sj?gren's syndrome: results of a population-based multicentre cohort study [J]. Journal of Internal Medicine, 2015, 278 (2): 185-192.

[4] BARTOLONI E, ALUNNO A, VALENTINI V, et al. The prevalence and relevance of traditional cardiovascular risk factors in primary Sj?gren's syndrome [J]. Clin Exp Rheumatol, 2018, 36 (Suppl 112): 113-120.

[5] PéREZ-DE-LIS M, AKASBI M, SISó A, et al. Cardiovascular risk factors in primary Sj?gren's syndrome: a case-control study in 624 patients [J]. Lupus, 2010, 19 (8): 941-948.

[6] CRUZ W, FIALHO S, MORATO E, et al. Is there a link between inflammation and abnormal lipoprotein profile in Sj?gren's syndrome? [J]. Joint Bone Spine, 2010, 77 (3): 229-231.

[7] LODDE BM, SANKAR V, KOK MR, et al. Adult heart block is associated with disease activity in primary Sj?gren's syndrome [J]. Scandinavian journal of rheumatology, 2005, 34 (5): 383-386.

[8] 中华医学会风湿病学分会. 干燥综合征诊断及治疗指南. 中华风湿病学杂志, 2010, 14 (11): 766-768.

[9] HUANG H, XIE W, GENG Y, et al. Mortality in patients with primary Sj?gren's syndrome: a systematic review and meta-analysis [J]. Rheumatology, 2021, 60 (9): 4029-4038.

[10] LU Y, LUO Q, LIU Y, et al. Relationships between inflammation markers and the risk of hypertension in primary Sj?gren's syndrome: a retrospective cohort study [J]. Modern Rheumatology, 2024, 34 (2): 369-375.

[11] ZHANG Y, LUO Q, LU K, et al. Subclinical atherosclerosis in primary Sj?gren's syndrome: comparable risk with diabetes mellitus [J]. Clinical Rheumatology, 2023, 42 (6): 1607-1614.

[12] LUO Q, QIN L, ZHANG Y, et al. Relationship between serum uric acid and hypertension in patients with primary Sj?gren's syndrome: A retrospective cohort study [J]. The Journal of Clinical Hypertension, 2022, 24 (8): 1026-1034.

[13] LUO Q, ZHANG Y, YANG X, et al. Hypertension in connective tissue disease [J]. Journal of Human Hypertension, 2024, 38 (1): 19-28.

[14] XU X, SHI Y, YANG X, et al. Risk factors for hypertension in primary Sj?gren's syndrome patients: a nomogram was constructed [J]. Journal of Human Hypertension, 2022, 36 (11): 996-1002.

[15] QIN L, ZHANG Y, YANG X, et al. Cardiac involvement in primary Sj?gren's syndrome [J]. Rheumatology International, 2022, 42 (2): 179-189. 、

[16] YANG DH, WANG YH, PAN LF, et al. Cardiovascular protection of hydroxychloroquine in patients with Sj?gren's syndrome [J]. Journal of Clinical Medicine, 2020, 9 (11): 3469.

第六章

系统性红斑狼疮合并心血管疾病的循证诊疗

系统性红斑狼疮（systemic lupus erythematosus，SLE）是一种慢性自身免疫性疾病，主要影响皮肤、关节、肾脏、心脏、肺和神经系统等。SLE 可引起面部红斑、关节疼痛、疲劳、发热、肾脏损害、CVD 等，严重时可危及生命。其病因不明，与遗传、环境、激素、感染等因素有关。来自美国狼疮登记处的数据和已发表的研究提示，在北美 SLE 发病率估计为 23.2/10 万，是全球最高的。SLE 虽然无法治愈，但可以通过药物有效管理。美国的一项研究显示，自 19 世纪 70 年代以来，SLE 年龄标准化死亡率总体下降 24.4%。然而，SLE 患者的死亡率仍比一般人群高 2～3 倍。

SLE 患者最常见的死亡原因是肾脏疾病、CVD 和感染。SLE 患者常出现心包炎、心肌炎、心律失常，重症 SLE 可伴有心功能不全、冠状动脉受累，甚至急性心肌梗死。SLE 患者 CVD 风险增加的原因可能包括致动脉粥样硬化的脂质异常、免疫失调和炎症、SLE 治疗的副作用和微血管功能障碍。传统的 CVD 风险模型在识别动脉粥样硬化高风险的 SLE 患者方面往往表现不佳。临床医生必须意识到 SLE 与 CVD 的相关性，以便及时发现和治疗 SLE 患者的动脉粥样硬化性 CVD。本章主要阐述 SLE 合并 CVD 的循证诊疗。

一、系统性红斑狼疮的循证诊疗

（一）诊断意见

SLE 的临床症状多样，早期症状往往不典型。疾病活动期大多数患者出现各种热型的发热，尤以低、中度热常见，80% 的患者在病程中会出现皮疹，包括颧部呈蝶形分布的红斑、盘状红斑，指掌部和甲周红斑、指端缺血、面部及躯干皮疹，其中以鼻梁和双颧颊部呈蝶形分布的红斑最具特征性。半数以上患者在急性发作期出现多发性浆膜炎，包括双侧中小量胸腔积液及心包积液。关节痛是常见的症状之一，出现在指、腕、膝关节，伴红肿者少见，常为对称性多关节疼痛、肿胀。27.9%~70%的SLE患者在病程中会出现临床肾脏受累，但中国SLE患者中以肾脏受累为首发表现的仅占25.8%。肾脏受累主要表现为蛋白尿、血尿、管型尿、水肿、高血压，乃至肾衰竭。其余累及心肺、神经系统、血液系统、眼部导致相关疾病者也很常见，可引起相应的临床症状。此外，大约有30%的SLE患者合并干燥综合征。

目前普遍采用美国风湿病学会（ACR）1997年推荐的SLE诊断标准，见表6-1。该诊断标准的11项中，符合4项或4项以上者，在除外感染、肿瘤和其他结缔组织病后，可诊断为SLE，其敏感性和特异性分别为95%和85%。另外，需要强调的是，患者病情的初期或许不具备分类标准中的4条，随着病情进展方出现其他项目的表现。在11条诊断标准中，免疫学异常和高滴度抗核抗体更具有诊断意义，一旦患者免疫学异常，即使临床诊断标准不够，也应该密切随访。最新的诊断标准来自2019年的EULAR和ACR，其中要求抗核抗体（ANA）阳性作为入选标准，然后结合临床和血清学/免疫学表现和措施作为诊断的基础。

SLE的疾病活动度的判断对于治疗检测、预后非常重要，SLE疾病活动度评分（SLE-DAI）是SLE的一个疾病活动度评分工具。其根据病人前10天内是否出现各类症状进行计分，凡总分≥10分者考虑疾病活动。内容见表6-2。

表6-1　1997年ACR关于SLE的诊断标准

项目	具体表现
颧部红斑	固定红斑，扁平或高起，在两颧突出部位
盘状红斑	片状高起于皮肤的红斑，粘附有角质脱屑和毛囊栓；陈旧病变可发生萎缩性瘢痕
光过敏	对日光有明显的反应，引起皮疹，从病史中得知或由医生观察到
口腔溃疡	经医生观察到的口腔或鼻咽部溃疡，一般为无痛性
关节炎	非侵蚀性关节炎，累及2个或更多的外周关节，有压痛、肿胀或积液
浆膜炎	胸膜炎或心包炎
肾脏病变	尿蛋白>0.5g/24h或+++，或管型（红细胞、血红蛋白、颗粒或混合管型）
神经病变	癫痫发作或精神病，除外药物或已知的代谢紊乱
血液学疾病	溶血性贫血、白细胞减少、淋巴细胞减少或血小板减少
免疫学异常	抗dsDNA抗体阳性，或抗Sm抗体阳性，或抗磷脂抗体阳性（包括抗心磷脂抗体、或狼疮抗凝物、或至少持续6个月的梅毒血清试验假阳性三者中具备一项阳性）

续表

项目	具体表现
抗核抗体	在未用药物诱发"药物性SLE"的情况下,抗核抗体滴度异常

表6-2 SLE疾病活动度评分

评分	表现	定义
8	抽搐	近期出现,除外代谢、感染、药物所导致者
8	精神病	由于严重的现实感知障碍导致正常活动能力改变,包括幻觉,思维无连贯性、思维奔逸、思维内容贫乏、不合逻辑,行为异常、行动紊乱。需除外尿毒症或药物所致者
8	器质性脑病综合征	智力改变如定向差、记忆力差、智能差。起病突然并有波动性,包括意识模糊,注意力减退,不能持续注意周围环境,加上至少下述两项:知觉力异常、语言不连贯、失眠、白天困倦、抑郁或亢奋。除外由代谢、药物或感染引起者
8	视觉障碍	SLE视网膜病变,包括细胞状小体、视网膜出血、脉络膜出血或渗出性病变、视神经炎。除外由高血压、药物或感染引起者
8	脑神经病变	近期出现的运动性、感觉性脑神经病变
8	SLE性头痛	严重、持续的疼痛,可以是偏头痛,镇静止痛剂无效
8	脑血管意外	近期出现,除外动脉粥样硬化
8	血管炎	破溃、坏死,手指压痛性结节,甲床周围梗死,片状出血,或为活检或血管造影证实之血管炎
4	关节炎	至少两个关节痛并有炎性体征,如压痛、肿胀或积液
4	肌炎	近端肌痛、无力并有肌酸激酶升高,肌电图改变或活检证实有肌炎
4	管型	红细胞管型、颗粒管型或混合管型
4	血尿	>5个红细胞/高倍视野,除外其他原因
4	蛋白尿	>0.5g/24h,近期出现或近期增加至0.5g/24h以上
4	脓尿	>5个白细胞/高倍视野,除外感染

续表

评分	表现	定义
2	皮疹	新出现或反复出现的炎性皮疹
	脱发	新出现或反复出现的异常，斑片状或弥漫性脱发
	粘膜溃疡	新出现或反复出现的口腔、鼻腔溃疡
	胸膜炎	胸膜炎所致胸痛，并有摩擦音、积液或胸膜肥厚
	心包炎	心包炎导致疼痛、心包摩擦音或积液（心电图或超声检查证实）
	低补体	血清总补体活性（CH50）、C3和C4下降，低于正常范围的低值
	抗dsDNA升高	Farr方法检测结果>25%，或高于正常
1	发热	>38℃，除外感染
	血小板减少	$<100 \times 10^9/L$
	白细胞计数下降	$<3 \times 10^9/L$，除外药物所致者

（二）治疗意见

SLE的治疗需个体化，经合理治疗后可以实现长期缓解。糖皮质激素加免疫抑制剂依然是主要的治疗方案。治疗原则是急性期积极用药物使症状缓解，尽快控制病情；症状缓解后调整用药，并维持缓解治疗使其保持缓解状态，保护重要脏器功能并减少药物副作用；重视伴发疾病的预防和治疗，包括动脉粥样硬化、高血压、血脂异常、糖尿病、骨质疏松等；对病人及家属的教育甚为重要。

SLE的治疗包括一般治疗（心理治疗、休息、及早发现和治疗感染、避免使用可能诱发SLE的药物、避免阳光暴晒和紫外线照射等）、对症治疗，以及药物治疗（糖皮质激素、免疫抑制剂，以及其他药物治疗）。对于合并抗磷脂综合征的患者，需根据实际情况进行抗血小板、抗凝治疗，部分病人需要终身抗凝。

（三）诊疗流程

SLE 诊疗流程如图 6-1 所示。

```
┌─────────────────────────────────────────┐
│     临床表现、实验室检查提示SLE           │
└─────────────────────────────────────────┘
      ↓              ↓               ↓
 ╱2012年国际╲   ╱无风湿免疫科的╲   ╱2019年欧洲抗风湿病联盟/╲
 ╲狼疮研究   ╱   ╲医疗机构，建议╱   ╲美国风湿病学会SLE分类标准╱
  临床协作组       邀请或咨询风湿
  SLE分类标准      免疫科医师协助
                   诊断，或进行转诊/
                   远程会诊
              ↓
        ┌──────────┐
        │  诊断SLE  │
        └──────────┘
              ↓
  ┌─────────────────────────────────────┐
  │ SLEDAI-2000评估工具结合临床医师的综合判断评估疾病活动度和严重程度 │
  │ • 活动期SLE患者，建议至少每1个月评估1次疾病活动度 │
  │ • 稳定期SLE患者，建议每3~6个月评估1次疾病活动度   │
  └─────────────────────────────────────┘
```

用药原则 / 用药注意事项

用药叠加顺序（先→后）：

羟氯喹
- 无禁忌证的SLE患者，推荐长期使用羟氯喹作为基础治疗
  - 眼部风险评估：高风险SLE患者建议每年进行1次眼科检查，低风险SLE患者建议服药第5年起每年进行1次眼科检查

糖皮质激素（激素）
- 轻度SLE：羟氯喹或非甾体抗炎药效果不佳时，可考虑使用小剂量激素（≤10mg/d泼尼松或等效剂量的其他激素）
- 中度SLE：0.5~1mg·kg⁻¹·d⁻¹泼尼松或其他等效剂量激素
- 重度SLE：≥1mg·kg⁻¹·d⁻¹泼尼松或其他等效剂量激素
- 狼疮危象：激素冲击治疗
  - 根据疾病活动度及器官受累类型和严重程度制定个体化激素治疗方案；应采用控制疾病所需的最低剂量；临床医师根据疾病活动程度来调整激素的用量，病情长期稳定的患者可考虑逐渐减停激素

免疫抑制剂
- 激素联用羟氯喹后效果不佳
- 无法将激素的剂量调整至相对安全剂量
- 脏器受累
- 狼疮危象
  - 根据器官受累类型、临床表现、生育要求、药物的安全性和成本等因素，选择恰当的免疫抑制剂；识别感染风险因素，避免长期使用带来的感染

生物制剂
- 激素和/或免疫抑制剂治疗后，效果不佳、不耐受或复发的SLE患者
  - 根据药物的安全性和成本等因素，选择恰当的感染风险因素，避免长期使用带来的风险

其他措施
- 血浆置换、免疫吸附：重度或难治性SLE
- 免疫球蛋白：合并感染或难治性SLE
- 雷公藤：无生育要求的SLE患者
  - 根据疾病严重程度、感染情况、生育要求等因素情况采用辅助疗法；目前疗效证据不充分

↓

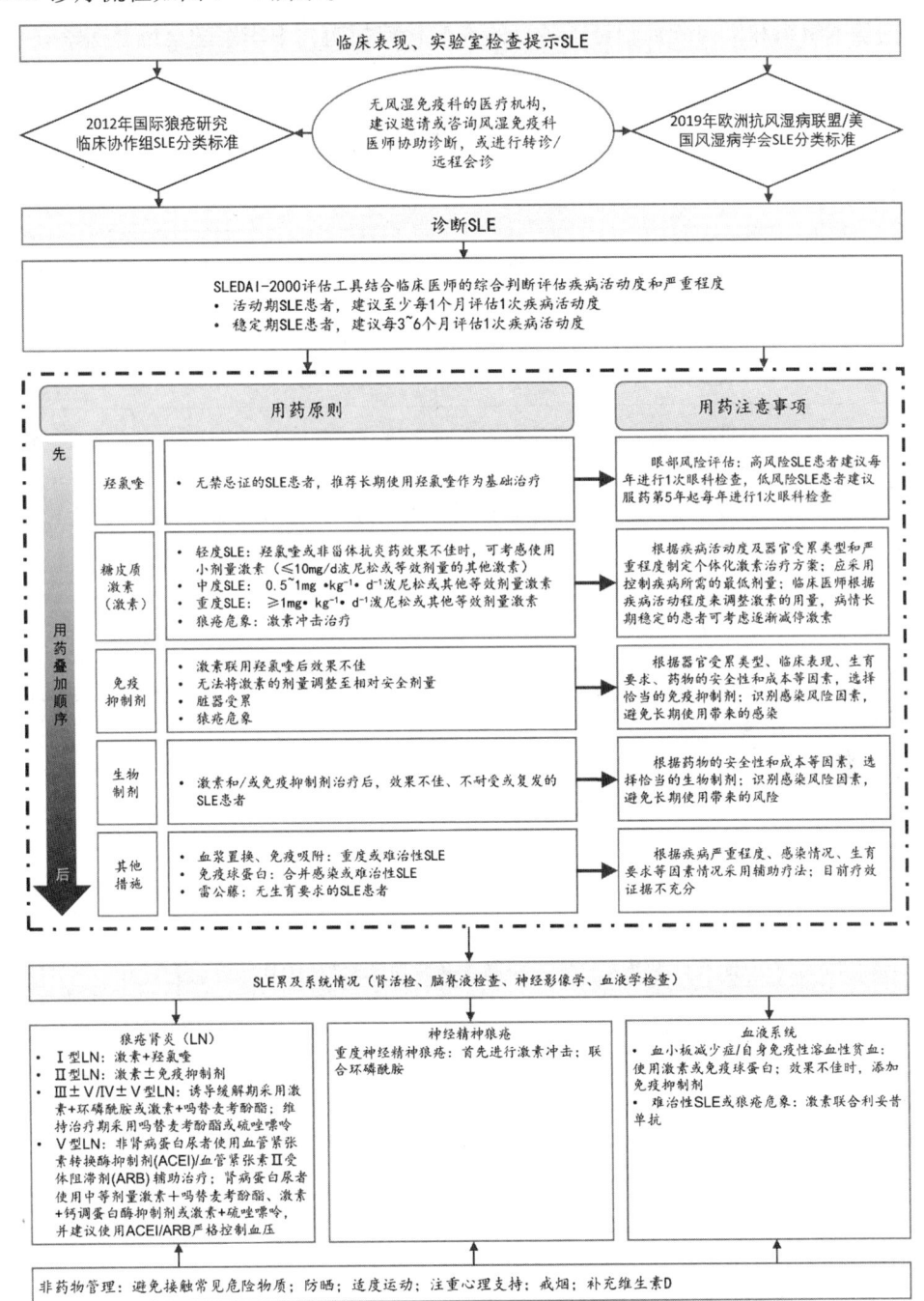

SLE累及系统情况（肾活检、脑脊液检查、神经影像学、血液学检查）

狼疮肾炎（LN）	神经精神狼疮	血液系统
• Ⅰ型LN：激素+羟氯喹 • Ⅱ型LN：激素±免疫抑制剂 • Ⅲ±Ⅴ/Ⅳ±Ⅴ型LN：诱导缓解期采用激素+环磷酰胺或激素+吗替麦考酚酯；维持治疗期采用吗替麦考酚酯或硫唑嘌呤 • Ⅴ型LN：非肾病蛋白尿者使用血管紧张素转换酶抑制剂(ACEI)/血管紧张素Ⅱ受体阻滞剂(ARB)辅助治疗；肾病蛋白尿者使用中等剂量激素+吗替麦考酚酯、激素+钙调蛋白酶抑制剂或激素+硫唑嘌呤，并建议使用ACEI/ARB严格控制血压	重度神经精神狼疮：首先进行激素冲击；联合环磷酰胺	• 血小板减少症/自身免疫性溶血性贫血：使用激素或免疫球蛋白；效果不佳时，添加免疫抑制剂 • 难治性SLE或狼疮危象：激素联合利妥昔单抗

非药物管理：避免接触常见危险物质；防晒；适度运动；注重心理支持；戒烟；补充维生素D

图 6-1 系统性红斑狼疮（SLE）诊疗流程

LN：狼疮肾病。

（四）推荐意见

EULAR、英国风湿病学会（BSR）及泛美抗风湿联盟（PANLAR）等多个在世界上有影响力的学术组织和机构分别制订了各自的 SLE 诊疗指南，中华医学会风湿病学分会亦曾于 2020 年发布过《系统性红斑狼疮诊断及治疗指南》（表 6-3）。

表 6-3 中国系统性红斑狼疮诊断及治疗指南推荐意见

临床问题	推荐意见
如何诊断 SLE？	推荐使用 2012 年国际狼疮研究临床协作组（SLICC）或 2019 年 EULAR/ACR 制订的 SLE 分类标准对疑似 SLE 者进行诊断（1B）； 在尚未设置风湿免疫科的医疗机构，对临床表现不典型或诊断有困难者，建议邀请或咨询风湿免疫科医师协助诊断，或进行转诊/远程会诊（2C）
SLE 患者的治疗原则和目标是什么？	SLE 的治疗原则为早期、个体化治疗，最大程度地延缓疾病进展，降低器官损害，改善预后（1C）； SLE 治疗的短期目标为控制疾病活动、改善临床症状（1C），达到临床缓解或可能达到的最低疾病活动度； 长期目标为预防和减少复发，减少药物不良反应，预防和控制疾病所致的器官损害，实现病情长期持续缓解，降低病死率，提高患者的生活质量（1C）
如何选择评估 SLE 疾病活动和脏器损害程度的工具？	对初诊和随访的 SLE 患者，建议选择 SLE 疾病活动指数（SLEDAI 2000）评分标准，并结合临床医师的综合判断进行疾病活动度评估（2C）； 基于 SLEDAI 2000 评分标准，可将疾病活动分为轻度活动（SLEDAI 2000 评分≤6）、中度活动（SLEDAI 2000 评分 7~12）和重度活动（SLEDAI 2000 评分>12）（2D）； 对处于疾病活动期的 SLE 患者，建议至少每 1 个月评估 1 次疾病活动度（2C），对处于疾病稳定期的 SLE 患者，建议每 3~6 个月评估 1 次疾病活动度； 如果出现复发，则应按照疾病活动来处理（2D）
如何使用糖皮质激素（以下简称激素）对 SLE 患者进行治疗？	激素是治疗 SLE 的基础用药（1A）；应根据疾病活动及受累器官的类型和严重程度制定个体化的激素治疗方案，应采用控制疾病所需的最低剂量（1B）； 对轻度活动的 SLE 患者，羟氯喹或非甾体抗炎药疗效不佳时，可考虑使用小剂量激素（≤10 mg/d 泼尼松或等效剂量的其他激素）； 对中度活动的 SLE 患者，可使用激素 [0.5~1 mg/（kg·d）泼尼松或等效剂量的其他激素] 联合免疫抑制剂进行治疗（2C）； 对重度活动的 SLE 患者，可使用激素 [≥1 mg/（kg·d）泼尼松或等效剂量的其他激素] 联合免疫抑制剂进行治疗，待病情稳定后，适当调整激素用量（2C）；

续表

临床问题	推荐意见
	对狼疮危象的 SLE 患者，可使用激素冲击联合免疫抑制剂进行治疗（1B）； 临床医师需密切关注 SLE 患者的疾病活动，并根据疾病活动度来调整激素用量，对病情长期稳定的患者，可考虑逐渐减停激素（1C）
如何使用羟氯喹治疗 SLE？	对无禁忌的 SLE 患者，推荐长期使用羟氯喹作为基础治疗（1A）； 服用羟氯喹的患者，建议对其进行眼部相关风险评估：高风险的患者建议每年进行 1 次眼科检查，低风险的患者建议服药第 5 年起每年进行 1 次眼科检查（2C）
如何使用免疫抑制剂对 SLE 患者进行治疗？	对激素联合羟氯喹治疗效果不佳的 SLE 患者，或无法将激素的剂量调整至相对安全剂量以下的患者，建议使用免疫抑制剂（2B）； 伴有脏器受累者，建议初始治疗时即加用免疫抑制剂（2C）
如何使用生物制剂对 SLE 患者进行治疗？	经激素和/或免疫抑制剂治疗效果不佳、不耐受或复发的 SLE 患者，可考虑使用生物制剂进行治疗（2B）
SLE 患者出现器官和系统受累时，应如何处理？	Ⅰ型狼疮肾炎患者，建议根据肾外表现来选择治疗（2C）。Ⅱ型狼疮肾炎患者，建议使用激素和/或免疫抑制剂治疗（2C）
	Ⅲ型、Ⅳ型和非单纯Ⅴ型（Ⅴ+Ⅲ或Ⅴ+Ⅳ型）狼疮肾炎患者，诱导缓解期建议使用激素联合环磷酰胺（1B）或霉酚酸酯（1B）治疗，维持期建议使用霉酚酸酯（1B）或硫唑嘌呤治疗（1B）
	单纯Ⅴ型狼疮肾炎，有肾性蛋白尿者建议使用中等剂量激素联合霉酚酸酯（1B）或钙调蛋白酶抑制剂（2B）或硫唑嘌呤（2B）治疗，并建议使用血管紧张素转换酶抑制剂（ACEI）/血管紧张素Ⅱ受体阻滞剂（ARB）严格控制血压（2C）
	建议通过临床表现、血液学与脑脊液检查以及神经影像学表现对神经精神狼疮进行诊断，并与抗磷脂综合征引起的神经症状进行鉴别（2C）
	对重度神经精神狼疮患者，建议首先进行激素冲击（2B）治疗，效果不佳时可加用环磷酰胺（2B）
	对出现血小板减少症或自身免疫性溶血性贫血的患者，建议使用激素（2D）或静脉注射免疫球蛋白（2D）治疗，效果不佳者可加用免疫抑制剂（2D）治疗；上述治疗均无效者，或出现危及生命的血液系统受累者，可考虑使用利妥昔单抗（2C）治疗

续表

临床问题	推荐意见
还有其他哪些措施可用于治疗SLE？	对重度或难治性SLE患者，可考虑使用血浆置换或免疫吸附辅助治疗（2C）； 难治性或合并感染的SLE患者，可考虑在原治疗基础上加用静脉注射免疫球蛋白（2D）
如何预防和控制SLE患者的感染？	感染是SLE患者死亡的首位病因，在SLE整个治疗期间，应及时评估可能的感染风险，通过多种途径识别、预防和控制感染（1B）
SLE围妊娠期患者如何进行管理？	对SLE育龄期女性，若病情稳定至少6个月，无重要脏器损害，停用可能致畸的药物至足够安全的时间，可考虑妊娠（2B）；如果计划妊娠，备孕前应向风湿免疫科、妇产科医生进行生育咨询并进行相关评估（1B）；对妊娠的SLE患者，应密切监测SLE疾病活动度及胎儿生长发育情况（1C）；若无禁忌，推荐妊娠期全程服用羟氯喹（1B），如出现疾病活动，可考虑使用激素及硫唑嘌呤等控制病情（2C）
如何选用非药物干预措施对SLE患者进行治疗？	调整生活方式有助于SLE治疗。 SLE患者应遵循下述原则： ①避免接触常见的危险物质； ②防晒； ③适度运动； ④注重心理支持； ⑤戒烟； ⑥补充维生素D（1C）

二、系统性红斑狼疮合并心血管疾病的背景

SLE是一种复杂的自身免疫性疾病，已被认为是年轻人和老年人CVD发病率和死亡率增加的重要危险因素之一。SLE的死亡率遵循双峰模式，第一个高峰由疾病活动、感染引起，第二个高峰由CVD引起。一项对SLE患者的观察性研究的荟萃分析显示：SLE患者与一般人群的CVD相关死亡的标准化死亡率比为2.72。SLE患者CVD风险增加的原因尚未完全阐明，加速动脉粥样硬化、血栓栓塞、心肌炎、心包炎、肺动脉高压、动脉炎、血管痉挛和异常冠状动脉血流可能是重要原因。

大量研究证实SLE患者的CVD风险增加。1项纳入20个研究的系统评价发现：与一般人群相比，SLE患者的CVD风险增加2倍。SLE患者发生动脉粥样硬化、卒中、心肌梗

死、外周血管疾病和心力衰竭的风险显著增加。进一步的研究纳入了46项研究进入荟萃分析，结果发现，与非SLE患者相比，SLE患者的卒中、CVD风险显著高于非SLE患者。虽然人们已认识到SLE合并CVD的发病风险正在逐渐提高，但有关SLE合并心力衰竭的流行病学数据较少。据报道，SLE合并心力衰竭的患病率为1%~10%，年发病率为9.7/1 000，其发病率几乎是一般人群的5倍。这些结果提示，与一般人群相比，SLE患者的CVD风险明显增加。

SLE患者的心血管事件是由多因素机制引起的，包括传统的和疾病特异性的危险因素。众所周知，传统危险因素和自身免疫失调之间存在复杂的相互作用。一项系统评价发现，SLE患者CVD发病的主要预测因素可分为传统危险因素（如男性、高脂血症、心脏病史和高血压）和SLE相关因素（如自身抗体的存在和神经系统疾病）。

三、系统性红斑狼疮合并心血管病的循证诊疗

越来越多的证据表明，风湿性和肌肉骨骼疾病患者的CVD发病率和死亡率更高。但不同疾病组的心血管事件发生率的估计值不同。风湿性疾病患者的较高CVD风险不能通过传统CVD危险因素的差异得到充分解释；慢性炎症被认为是风湿性疾病患者的CVD关键发病机制。此外，风湿性疾病患者经常应用免疫调节剂和糖皮质激素，虽然更好地控制炎症可能会降低个体患者的CVD风险，但尚不清楚这些药物的某些副作用是否可能超过抗炎益处，从而增加CVD风险。

基于以上情况，2022年EULAR发布了风湿性和肌肉骨骼疾病患者（包括系统性红斑狼疮和抗磷脂综合征）心血管风险管理的EULAR建议。其总体原则和主要推荐意见如下（表6-4）。

表6-4 风湿性和肌肉骨骼疾病患者心血管风险管理的EULAR建议

总体原则
临床医生应该意识到SLE患者的CVD风险增加，降低疾病活动会降低CVD风险风险
风湿专科医生应与初级保健医师、内科医生或心内科医生等协作，进行患者CVD风险的评估和管理。
应定期对SLE患者进行CVD危险因素筛查。风险管理应包括筛查和严格控制CVD危险因素（如戒烟、控制血压、血脂和糖尿病）。建议在确诊后6个月内进行CVD风险评估，并根据患者特征和风险水平进行多次评估
CVD风险患者教育和咨询、坚持治疗和改变生活方式（例如健康饮食和定期运动）对CVD风险管理至关重要

推荐意见	证据级别	推荐强度
对于SLE患者，建议全年评估传统CVD危险因素和疾病相关性危险因素，以指导危险因素的修正	2b	D
对于SLE患者，较低的血压水平与较低的心血管事件发生率相关，应考虑将目标血压控制在＜130/80mmHg	2b	C
对于狼疮肾炎患者，建议所有尿蛋白/肌酐比值＞500mg/g或有动脉高压的患者使用ACEI或ARB	5	D
对于SLE和/或抗磷脂抗体综合征患者，高脂血症治疗应遵循一般人群的治疗建议	5	D
基于患者个人的CVD风险情况，SLE患者可能需要与一般人群相同的预防性治疗，包括服用低剂量阿司匹林	2b	D
对于无血栓形成或妊娠并发症史的SLE患者： （1）高危aPL阳性患者，建议进行预防性低剂量阿司匹林治疗 （2）低危aPL阳性患者，可考虑采用低剂量阿司匹林进行预防性治疗	2a 2b	B C
SLE患者保持低疾病活动度可降低CVD风险	2b	B
对于SLE患者，建议尽量使用最低剂量的糖皮质激素以尽可能减少任何潜在的心血管损害	2b	C
对于SLE患者，不推荐使用特异性免疫抑制药物来降低心血管事件风险	2b	C
对于SLE患者，应考虑使用羟氯喹治疗（除非有禁忌证，建议所有患者使用羟氯喹），以降低心血管事件风险	2b	B

（一）基本原则

（1）临床医生应该意识到SLE患者的CVD风险增加，降低SLE疾病活动度会降低CVD风险。

（2）风湿专科医生应与初级保健医师、内科医生或心内科医生等协作，对患者进行CVD风险的评估和管理。

（3）应定期对SLE患者进行CVD危险因素筛查。风险管理措施应包括筛查和严格控制CVD危险因素（如戒烟、控制血压、血脂和糖尿病）。建议在确诊后6个月内进行CVD评估，并根据患者特征和风险水平进行多次评估。

（4）关于CVD风险的患者教育和咨询、坚持治疗和改变生活方式（例如健康饮食和定期运动）对CVD风险管理至关重要。

（二）推荐意见

1. 推荐意见一

对于 SLE 患者，建议全年评估传统 CVD 危险因素和疾病相关性危险因素，以指导危险因素的修正。

FRS 低估了 SLE 患者卒中的风险，实际上在 SLE 患者中卒中比心肌梗死更常见，这可能是 FRS 低估风险的原因。FRS 的一个修改版本使用 2.0 乘数，将测量的灵敏度从 0.13 提高到 0.31，同时保持良好的特异性，以识别具有中度/高度冠状动脉疾病风险的患者。一项中老年 SLE 患者心血管死亡率的研究发现，SCORE 预测的致命心血管事件不到观察到的一半。QRISK 3 工具包含 SLE 的权重，但尚未在 SLE 人群中进行验证研究。目前缺乏对 SLE 中最常用的通用风险评估工具性能的直接比较。一项新的 SLE 特异性风险评分包括疾病相关变量（SLEDAI、狼疮抗凝剂和低 C3）和传统风险因素，但其估计风险高于美国心脏协会方案。鉴于目前证据的局限性，工作组不支持使用任何特定的 CVD 风险评估工具，而是建议对传统和疾病相关风险因素进行全面评估，以指导心血管预防干预。

2. 推荐意见二

对于 SLE 患者，较低的血压水平与较低的心血管事件发生率相关，应考虑将目标血压控制在 <130/80 mmHg。

高血压与 SLE 患者发生冠状动脉疾病和首次缺血性卒中的风险密切相关。因此，应该使用降压药物控制血压，以降低 CVD 风险。在 SLE 患者中，平均收缩压≥132 mmHg 是心血管事件高风险的决定因素，而收缩压比舒张压具有更强的相关性。最近对 SLE 患者进行的一项研究探讨了三种血压类别（血压正常；收缩压 130～139 mmHg/舒张压 80～89 mmHg；收缩压≥140 mmHg/舒张压≥90 mmHg）与 CVD 风险的关系。结果发现，与血压正常组相比，其余两个高血压组的 CVD 风险增加，这表明应以低于 130/80 mmHg 为目标血压。

对于狼疮肾炎患者，建议所有尿蛋白/肌酐比值 >500mg/g 或有动脉高压的患者使用 ACEI 或 ARB。

抗高血压治疗对狼疮性肾炎患者的心血管事件影响的证据很少。狼疮性肾炎伴高血压或高蛋白尿患者使用 ACEI/ARB 应遵循上述建议。

3. 推荐意见三

SLE 患者的高脂血症治疗应遵循一般人群的治疗建议。

在 SLE 患者中，较高水平的总胆固醇和低密度脂蛋白胆固醇与心肌梗死和卒中的高风险相关。一项使用国家管理数据的研究发现，与未接受治疗的患者相比，接受降脂药物治疗的 SLE 患者在随访期间（平均 8.4 年）的冠状动脉疾病风险显著降低，而短期或长期使用他汀类药物均与较低的卒中风险相关。然而，诊断 SLE 本身并不足以支持为 CVD 的预防开具降脂药物治疗处方。

4. 推荐意见四

基于患者个人的 CVD 风险情况，SLE 患者可能需要接受与一般人群相同的预防性抗血栓治疗，包括服用低剂量阿司匹林。

对于无血栓形成或妊娠并发症史的 SLE 患者：

（1）高危 aPL 患者，建议进行预防性低剂量阿司匹林治疗；

（2）低风险 aPL 患者，可考虑采用低剂量阿司匹林进行预防性治疗。

根据 EULAR 的建议，SLE 患者使用小剂量阿司匹林预防 CVD 应该个体化（特别是在存在高危 aPL 特征的情况下）。

5. 推荐意见五

SLE 患者保持低疾病活动度可降低 CVD 风险。

SLE 的活动度一般被认为是心血管事件的预测因子。大部分研究发现 SLEDAI 基线在发生心血管事件的患者中更高，认为较高的时间积分 SLEDAI 水平与 CVD 风险增加相关。实际上，时间积分 SLEDAI 比基线或单一的 SLEDAI 测量值更为准确。

当考虑活动类别时，研究发现 SLEDAI 与心血管事件的关联性更强，表明疾病活动与心血管事件之间的非线性关系。但大部分研究没有同时考虑疾病活动性指标和 SLE 药物使用的相关性。在一项调整了当前泼尼松剂量的分析中，SLEDAI 增加 1 个百分点与心血管事件风险增加略有相关。因此，低疾病活动状态也对心血管健康具有有益的影响。

6. 推荐意见六

对于 SLE 患者，建议尽量使用最低剂量的糖皮质激素，以尽可能减少任何潜在的心血管损害。

糖皮质激素治疗的平均剂量、累积暴露量和持续时间均与 SLE 患者的心血管事件有关。在两项研究中，较高的糖皮质激素剂量与动脉粥样硬化血栓形成事件、缺血性心脏病和/或卒中的较高风险相关，但在另一项研究中其具有保护作用，并且与系统性红斑狼疮国际合作组（SLICC）研究起始队列中的卒中无关。尽管在多伦多队列的两项分析中，使用糖皮质激素与心血管事件无显著相关性，但是在大多数队列和病例对照研究中，较高的平均日剂量、较大的累积剂量和持续使用泼尼松 30 mg/d 以上与心血管事件风险增加相关。一项校正了 SLE 活动的回顾性研究发现，持续给予较高日剂量（泼尼松 > 10 mg）的糖皮质激素与心肌梗死和卒中显著相关。在一项回顾性和非随机化研究中，在诊所接受糖皮质激素剂量最小化策略治疗的患者（泼尼松暴露量较低），SLICC 测量的 CVD 风险显著较低，尤其是卒中。大多数证据表明，较高的糖皮质激素暴露量（累积和平均日剂量）会增加 SLE 患者的 CVD 风险。建议使用尽可能低的糖皮质激素剂量进行治疗，以尽量降低 CVD 的风险。

7. 推荐意见七

对于 SLE 患者，不推荐使用特异性免疫抑制药物来降低 CVD 风险。

在 SLE 患者中，免疫抑制剂的使用与心血管事件的相关性在很大程度上为阴性结果或相互矛盾。而一项研究发现，在单变量分析中，接受免疫抑制剂治疗的患者比未接受免疫抑制剂治疗的患者更有可能发生心血管事件，而多变量分析则没有。在其他的队列中，免疫抑制剂治疗也与缺血性心脏病和心血管事件的更高发生率相关。但是，对个体药物的研究表明，使用甲氨蝶呤、霉酚酸酯、环孢素或利妥昔单抗与心血管事件的相关性为中性。

许多研究的一个常见局限是，没有研究考虑适应证的混杂问题，而仅仅将使用过免疫抑制剂作为一个变量，这可能会使研究得出互相矛盾的结论。根据目前的证据，没有特定的免疫抑制药物可以推荐用于降低 CVD 的风险。此外，我们必须呼吁在未来进行更高质量的药物流行病学研究。

8. 推荐意见八

对于 SLE 患者，应考虑使用羟氯喹治疗（除非有禁忌证，建议所有患者使用羟氯喹），以降低 CVD 风险。

大量证据表明抗疟药在 SLE 患者 CVD 预防中有作用。尽管在一项研究中，保护作用只与当前的长期使用有关，但在 6 项队列研究中，抗疟药的使用与动脉粥样硬化血栓形成事件或冠状动脉疾病的风险降低相关。在另外 7 项病例对照研究中，有 2 项也报告了使用羟基氯喹或其他抗疟药的 SLE 患者的 CVD 风险比对照组低。没有研究专门报告其与卒中风险的关联。值得注意的是，疾病活动度较低的患者更常接受抗疟药治疗，而 SLE 活动可能是 CVD 的风险因素，这种可能性在研究中很少被提及。我们赞同使用羟基氯喹治疗，因为它可以降低 CVD 风险，应该向所有 SLE 患者提供这种治疗。

四、未解决的问题

SLE 治疗中未解决的问题见表 6-5。

表 6-5 SLE 治疗中未解决的问题

问题
在大型前瞻性研究中验证现有的通用和改良 CVD 风险预测工具，并开发新的疾病特异性方程
血管成像和/或循环生物标志物在 CVD 风险评估中的附加价值
确定 CVD 风险较高的患者亚组
当前和新药治疗 SLE 对 CVD 危险因素和心血管事件的长期影响

续表

问题
在 SLE 中使用的抗血栓药物（如阿司匹林、SLE/APS 中的低分子肝素）降低这些患者总体 CVD 风险的作用
需要在流变学和其他医学专业以及患者协会内开展大型教育活动，以提高 CVD 风险意识
CVD 风险建议的最佳实施方法

APS：抗磷脂综合征。

参考文献

[1] 刘汉雄, 汪汉. 免疫性心脏病学 [M]. 成都：电子科技大学出版社, 2020.

[2] 中华医学会风湿病学分会, 国家皮肤与免疫疾病临床医学研究中心, 中国系统性红斑狼疮研究协作组. 2020 中国系统性红斑狼疮诊疗指南. 中华内科杂志, 2020, 59（03）：172-185.

[3] 中华医学会风湿病学分会. 系统性红斑狼疮诊断及治疗指南. 中华风湿病学杂志. 2010; 14: 342-346.

[4] FANOURIAKIS A, KOSTOPOULOU M, ANDERSEN J, et al. EULAR recommendations for the management of systemic lupus erythematosus: 2023 update [J]. Annals of the Rheumatic Diseases, 2024, 83 (1): 15-29.

[5] PARODIS I, GIRARD-GUYONVARC'H C, ARNAUD L, et al. EULAR recommendations for the non-pharmacological management of systemic lupus erythematosus and systemic sclerosis [J]. Annals of the Rheumatic Diseases, 2024, 83 (6): 720-729.

[6] DROSOS GC, VEDDER D, HOUBEN E, et al. EULAR recommendations for cardiovascular risk management in rheumatic and musculoskeletal diseases, including systemic lupus erythematosus and antiphospholipid syndrome [J]. Annals of The Rheumatic Diseases, 2022, 81 (6): 768-779.

[7] TIAN J, ZHANG D, YAO X, et al. Global epidemiology of systemic lupus erythematosus: a comprehensive systematic analysis and modelling study [J]. Annals of The Rheumatic Diseases, 2023, 82 (3): 351-356.

[8] FANOURIAKIS A, KOSTOPOULOU M, ALUNNO A, et al. 2019 update of the EULAR recommendations for the management of systemic lupus erythematosus [J]. Annals of The Rheumatic Diseases, 2019, 78 (6): 736-745.

[9] FROSTEGÅRD J. Systemic lupus erythematosus and cardiovascular disease [J]. Journal of Internal Medicine, 2023, 293 (1): 48-62.

[10] XING H, PANG H, DU T, et al. Establishing a risk prediction model for atherosclerosis in systemic lupus erythematosus [J]. Frontiers in Immunology, 2021, 12: 622216.

[11] TOBIN R, PATEL N, TOBB K, et al. Atherosclerosis in systemic lupus erythematosus [J]. Current Atherosclerosis Reports, 2023, 25 (11): 819-827.

[12] BALLOCCA F, D'ASCENZO F, MORETTI C, et al. Predictors of cardiovascular events in patients with systemic lupus erythematosus (SLE): a systematic review and meta-analysis [J]. European Journal of Preventive Cardiology, 2015, 22 (11): 1435-1441.

[13] BARBER MRW, DRENKARD C, FALASINNU T, et al. Global epidemiology of systemic lupus erythematosus [J]. Nature Reviews Rheumatology, 2021, 17 (9): 515-532.

[14] LU Q, LONG H, CHOW S, et al. Guideline for the diagnosis, treatment and long-term management of cutaneous lupus erythematosus [J]. Journal of Autoimmunity, 2021, 123: 102707.

[15] LU X, WANG YH, ZHANG J, et al. Patients with systemic lupus erythematosus face a high risk of cardiovascular disease: A systematic review and Meta-analysis [J]. International Immunopharmacology, 2021, 94: 107466.

[16] LI M, ZHAO Y, ZHANG Z, et al. 2020 Chinese guidelines for the diagnosis and treatment of systemic lupus erythematosus [J]. Rheumatology and Immunology Research, 2020, 1 (1): 5-23.

[17] BELLO N, MEYERS K J, WORKMAN J, et al. Cardiovascular events and risk in patients with systemic lupus erythematosus: Systematic literature review and meta-analysis [J]. Lupus, 2023, 32 (3): 325-341.

第七章
抗磷脂综合征合并心血管疾病的循证诊疗

抗磷脂综合征 (antiphospholipid syndrome, APS) 是一种以反复出现的血管性血栓事件、复发性自然流产、血小板减少等为主要临床表现，伴有抗磷脂抗体谱 (antiphospholipid antibodies, aPL) 持续中、高滴度阳性的自身免疫性疾病。通常分为原发性 APS 和继发性 APS, 后者多继发于系统性红斑狼疮、干燥综合征等结缔组织病。APS 临床表现复杂多样，全身各个系统均可受累，最突出的表现为血管性血栓形成。

APS 最常见的临床表现是复发性动脉/静脉血栓栓塞和复发性流产。其他可能的与 aPL 相关的临床表现主要是心脏受累。心脏受累的机制可能与免疫介导和/或血栓形成相关。APS 患者因发生心血管事件导致死亡率升高。事实上，越来越多的证据支持，除了血栓形成外，CVD 是 APS 患者死亡的主要原因。APS 患者的 CVD 风险增高与自身免疫、炎症机制以及传统 CVD 风险因素相互关联，可导致各种心血管事件，包括卒中、冠心病、心肌疾病、舒张期和收缩期心脏功能障碍、心律失常，以及心力衰竭。因此，应加强对 APS 的早期诊断、危险因素的控制和密切随访，以尽量降低 APS 患者的 CVD 风险。本章主要介绍 APS 合并 CVD 的循证诊疗情况。

一、抗磷脂综合征的循证诊疗

（一）诊断意见

APS 血管性血栓形成的临床表现取决于受累血管的种类、部位和大小，可表现为单一血管或多血管受累。静脉栓塞在 APS 中更常见，最常见部位为下肢深静脉。动脉栓塞最常见的部位为颅内血管，亦可累及冠状动脉、肾动脉、肠系膜动脉等。少数 APS 患者可在 1

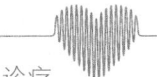

周内出现进行性多个器官的血栓形成，造成器官功能衰竭和死亡，同时伴有小血管内血栓形成，称为灾难性抗磷脂综合征（catastrophic APS，CAPS）。

当患者出现如下情况疑诊 APS 时，应尽早完善 aPL 检测。2006 年悉尼修订 APS 分类标准会议上专家组即已提出，APS 可能存在血栓事件、病理妊娠外的 aPL 相关临床表现，即"分类标准外临床表现"，主要包括网状青斑、浅表性静脉炎、血小板减少症、aPL 相关肾脏病变、心脏瓣膜病变（瓣膜赘生物、瓣膜增厚和瓣膜反流等）、溶血性贫血、舞蹈症、认知功能障碍和横贯性脊髓炎等（表 7-1）。

表 7-1 2006 年悉尼修订的 APS 分类标准

项目	具体内容
临床标准	血栓形成：任何器官/组织发生 1 次或 1 次以上动、静脉或小血管血栓形成（浅表静脉血栓不做诊断指标），必须有客观证据（如影像学、组织病理学等），组织病理学如有血栓形成，必须是血栓部位的血管壁无血管炎表现 病理妊娠： （1）1 次或多次无法解释的形态学正常的胎龄≥10 周胎儿死亡，必须经超声检查或对胎儿直接大体检查表明胎儿形态学正常； （2）在妊娠 34 周前，因重度子痫或重度先兆子痫或严重胎盘功能不全所致 1 次或多次形态正常的新生儿早产； （3）连续 3 次或 3 次以上无法解释的胎龄＜10 周的自然流产，需除外母亲生殖系统解剖异常、或激素水平异常、或因母亲或父亲染色体异常等因素所致。
实验室标准	1. 血浆中狼疮抗凝物阳性： 　　依照国际血栓与止血学会狼疮抗凝物/磷脂依赖型抗体学术委员会制定的指南进行检测； 2. 采用标准化 ELISA 法检测血清或血浆中抗心磷脂抗体： 　　IgG 型/IgM 型中高效价阳性抗体（IgG 型和 IgM 型分别大于 40GPL 或 MPL，或大于第 99 百分点）； 3. 采用标准化 ELISA 法检测血清或血浆抗 β2 糖蛋白 I 抗体： 　　IgG 型/IgM 型阳性（效价大于健康人效价分布的第 99 百分点）

ELISA 为酶联免疫吸附试验；上述检测均要求间隔 12 周以上，至少 2 次或 2 次以上阳性，如果抗磷脂抗体阳性结果与临床表现之间间隔＜12 周，或者间隔超过 5 年，则不能诊断抗磷脂综合征。

（二）治疗意见

APS 的治疗目的包括预防血栓和避免妊娠失败。治疗应个体化，根据不同患者的不同临床表现、病情严重程度及对治疗药物的反应等制订恰当的治疗方案。除了药物治疗外，亦应包括加强患者教育、改善依从性及生活方式调整。

对于血栓性 APS 的治疗，长期充分抗凝是关键。常用的抗凝药物包括华法林及肝素（或低分子肝素），可单用，亦可联合阿司匹林。一般情况下糖皮质激素和免疫抑制剂在 APS 患者中无需使用。

对于产科 APS 患者，根据不同的临床表现，可考虑选用小剂量阿司匹林、低分子肝素，或阿司匹林联合低分子肝素治疗。大部分妊娠妇女可顺利分娩。

对于 CAPS 患者，需要积极早期控制感染，尽量避免抗凝治疗中断或强度减弱有助于预防 CAPS 发生。CAPS 的一线治疗方案为肝素抗凝，联合糖皮质激素及血浆置换和/或静脉应用丙种球蛋白治疗，同时积极寻找并控制诱因，明确有无感染源并筛查恶性肿瘤。

（三）推荐意见

APS 的诊疗需要遵守以下总体原则：确定血栓形成和产科事件的高风险相关因素是否存在至关重要。其中，aPL 阳性患者的风险分层依据应包括确定是否存在高风险 aPL 特征（定义为以下任何一种：多重 aPL 阳性、狼疮抗凝物或持续高 aPL 滴度）、血栓性和/或产科 APS 病史、其他全身性自身免疫性疾病，以及传统 CVD 因素。对 aPL 阳性个体的一般管理措施应包括筛查和严格控制心血管危险因素，筛查和管理静脉血栓形成危险因素，以及在高风险情况下（如手术，住院，长时间卧床和产褥期）使用低分子肝素。此外，患者治疗依从性方面的教育和咨询、使用维生素 K 拮抗剂治疗时的国际标准化比值（INR）监测、口服抗凝剂患者围手术期的低分子肝素桥接治疗、口服避孕药、妊娠期和产后期管理、绝经后激素治疗，以及生活方式建议在 APS 管理中非常重要。其推荐意见见表 7-2。

表 7-2 APS 诊疗的推荐意见

项目	具体意见
aPL 阳性患者的初级血栓预防	在无症状 aPL 携带者（不符合任何血管或产科 APS 分类标准）中，具有高风险 aPL 特征，不论伴或不伴传统风险因素，建议使用小剂量阿司匹林（每日 75-100 mg）进行预防性治疗（2a/B）
	无血栓形成或妊娠并发症史的 SLE 患者： (1) 对于高风险 aPL 特征者，建议使用小剂量阿司匹林进行预防性治疗（2a/B） (2) 对于低风险 aPL 特征者，可考虑使用小剂量阿司匹林进行预防性治疗（2b/C）
	在仅有产科 APS 病史（伴或不伴 SLE）的非妊娠女性中，建议在充分的风险/获益评估后使用 LDA 进行预防性治疗（2b/B）

续表

项目	具体意见
APS患者的二级血栓预防	在明确的APS和首次静脉血栓形成患者中： （1）维生素K拮抗剂治疗的目标INR是2~3；（1b/B） （2）利伐沙班不应用于aPL三重阳性患者，因为复发事件的风险较高（1b/B）。对于维生素K拮抗剂治疗依从性良好但仍无法达到目标INR的患者或存在维生素K拮抗剂治疗的禁忌症的患者，可以考虑新型口服抗凝药（5/D） （3）对于无诱因的首次静脉血栓形成患者，应长期持续抗凝治疗（2b/B） （4）在首次静脉血栓形成的患者中，应根据国际指南（5/D）治疗。在重复检测中具有高风险aPL特征或具有其他复发风险因素的患者中，可考虑延长抗凝时间（5/D）
	尽管接受了维生素K拮抗剂治疗，目标INR为2~3，但仍有明确APS和复发性静脉血栓形成的患者： （1）应考虑对维生素K拮抗剂治疗依从性进行调查和教育，同时对INR严密监测（5/D） （2）如果已达到目标INR 2~3，可考虑增加小剂量阿司匹林、将INR目标增加至3~4或改为低分子肝素（4~5/D）
	在明确的APS和首次动脉血栓形成患者中： （1）推荐使用维生素K拮抗剂治疗，而非仅使用小剂量阿司匹林治疗（2b/C） （2）考虑到患者的出血和血栓复发风险，建议维生素K拮抗剂治疗的INR目标值为2~3或3~4的（1b/B）。也可考虑使用维生素K拮抗剂治疗的INR目标值为2~3，加上小剂量低分子肝素治疗（4/C） （3）利伐沙班不应用于三重aPL阳性和动脉事件（1b/B）的患者。根据目前的证据，我们不建议在明确的APS和动脉事件患者中使用新型口服抗凝剂，因为复发血栓形成的风险较高（5/D）
	在接受VKA充分治疗后仍复发性动脉血栓形成的患者中，在评估其他潜在原因后，可以考虑将INR目标增加至3~4，添加LDA或改用LMWH（4~5/D）

LDA（Low-Dose Aspirin），低剂量阿司匹林；VKA（Vitamin K Antagonist），维生素K拮抗剂；LMWH（Low-Molecular-Weight Heparin），低分子量肝素。

二、抗磷脂综合征合并心血管疾病的背景

CVD是APS患者重要的死亡原因之一。在一项纳入了1 000例APS患者的欧洲队列研究中，心肌梗死是第二常见的死亡原因，仅次于细菌感染，占5年随访期间死亡病例的19%，再次是卒中相关死亡，占13%。整个APS组的10年生存率为91%。

在APS患者中，CVD负荷较高。一项欧洲多中心登记的研究中，19.8%的患者存在

缺血性卒中，这是最常见的动脉表现，也是仅次于深静脉血栓形成的第二常见的血管表现。此外，5.5%的患者存在心肌梗死，1.9%的患者在10年的随访中发生了心肌梗死，2.4%的患者发生了不稳定心绞痛。而SLE相关APS患者的冠状动脉病变患病率高于原发性APS（分别为3.8%和1.2%），这可能与SLE患者CVD负荷高有关。APS患者中的无症状性心肌缺血性疾病也被正电子发射断层扫描成像研究证实。一项心脏磁共振成像研究显示，27例APS患者的晚期钆增强发生率显著高于健康对照组，这一发现与亚临床冠状动脉微血管功能障碍一致。在最近的一项病例对照研究中，虽然16例患者中只有2例冠状动脉造影异常，但与配对的健康对照组相比，APS患者中有16例（36%）检出晚期钆增强（36%）。APS患者的心肌灌注储备指数明显低于对照组，随访12个月后，7%的患者发生了冠状动脉疾病（主要是心肌梗死）。

除冠状动脉疾病外，APS的心脏损伤还包括心脏瓣膜增厚和/或赘生物、心肌功能障碍、肺动脉高压和心内血栓。心脏瓣膜病变是最常见的心脏表现，在大约1/3的原发性APS患者中存在，通常无血流动力学意义。受累及的心脏瓣膜中通常存在免疫球蛋白和补体成分的沉积。这表明aPL沉积引发了炎症，最终导致瓣膜病变。

亚临床动脉粥样硬化被认为是动脉粥样硬化负荷的早期指标，及时识别可能会预防或延迟CVD的进展。在一项研究中，APS或SLE患者的斑块风险是类风湿关节炎患者和健康个体的4.3倍。在校正年龄、性别和所有传统CVD风险因素后，原发性APS和SLE合并APS患者的颈动脉和/或股动脉粥样硬化斑块风险是对照组的近2.5倍。几项研究比较了PAPS患者与狼疮/APS患者加速动脉粥样硬化的风险，报告两组之间动脉粥样硬化斑块存在和/或颈动脉内膜值无显著差异或狼疮/APS患者斑块患病率高于PAPS患者（37.5% vs 8%）。

总体而言，APS患者的CVD风险增高主要是由传统的CVD危险因素与APS相关因素共同引起，aPL的特征在后者中作用重要。

三、抗磷脂综合征合并心血管疾病的循证诊疗

（一）总体原则

（1）临床医生应了解，APS患者的CVD风险增加，降低APS的疾病活动度可能会降低CVD风险。

（2）风湿病学专家负责与初级保健提供者、内科医生或心脏病专家和其他医疗保健提供者合作，进行CVD风险评估和管理。

（3）应定期对APS患者进行CVD风险因子筛查。风险管理措施应包括筛查和严格控制CVD因素（戒烟，血压、血脂和糖尿病管理）。建议在诊断后6个月内进行CVD风险评估，并根据个体患者特征和风险水平重复进行。

（4）在APS患者中，关于CVD风险、治疗依从性和生活方式改变（如健康饮食和定期体力活动）的患者教育和咨询对于CVD风险的管理非常重要。

（二）推荐意见

1. 推荐意见一

在APS患者中，建议对传统CVD危险因素和疾病相关危险因素进行全面评估。

目前缺乏APS患者CVD风险的评估工具。鉴于目前证据的局限性，目前不支持使用任何特定的CVD风险评估工具，而是建议对传统和疾病相关风险因素进行全面评估，以指导CVD预防和干预。

校正后的总体APS评分（aGAPSS）是一种临床评分，评估内容包括三种主要的aPL、高血压和高脂血症，用于预测血栓形成。进一步的研究则通过aGAPSSCVD评分（纳入糖尿病、吸烟和肥胖的分数修改aGAPSS）评估APS的心血管风险。一项研究评估了aGAPSSCVD对CVD的预测能力和准确性，但其实用性需要更多的研究确认。

2. 推荐意见二

在APS患者中，高血压管理应遵循一般人群的建议。

尚未发现使用特异性降压药预防APS患者CVD的研究。APS患者应根据一般人群的建议进行管理。

3. 推荐意见三

APS患者应遵循一般人群中使用的降脂治疗建议。（5，D）

没有研究确定降脂药物对APS患者心血管事件的影响。因此，APS患者应遵循一般人群中使用的降脂治疗建议。

4. 推荐意见四

（1）不论有无传统危险因素，无症状高危aPL携带者均推荐使用低剂量阿司匹林（每日75～100 mg）进行预防性治疗。

（2）在无血栓形成或妊娠并发症病史的SLE患者中：对于高风险aPL特征的患者，建议使用低剂量阿司匹林进行预防性治疗；对于低风险aPL特征的患者，可以考虑使用低剂量阿司匹林。总体而言，APS患者使用低剂量阿司匹林预防CVD应个体化（特别是在存在高风险aPL特征的情况下）。

5. 补充意见

（1）羟氯喹的多效性作用支持其在 APS 患者中降低 CVD 风险的潜在用途。

羟氯喹的作用包括其对葡萄糖和脂质水平、抗体和细胞因子产生、氧化应激、补体抑制、Toll 样受体（TLR）7 和 9 信号传导抑制的影响，以及其在预防动脉血栓形成中的作用，但这需要在随机对照研究中进行评价。

（2）他汀类药物可能有助于预防 APS 患者的动脉血栓形成。

他汀类药物的使用可抑制 aPL 诱导的内皮细胞活化、组织因子的上调、细胞粘附，以及迁移分子与核因子 κβ 的表达。最近的一项前瞻性研究显示，在 48.5 ± 34.9 个月的随访期间，使用他汀类药物的患者的复发性血栓形成风险较低（HR：0.28，95% CI：0.12～0.65，p：0.003）。然而，根据目前的证据，在没有动脉粥样硬化的情况下，并不建议使用他汀类药物。

（3）新兴的靶向治疗可能会改变 APS 中的血栓炎症和动脉粥样硬化血栓形成过程。

参考文献

[1] 赵久良，沈海丽，柴克霞，等. 抗磷脂综合征诊疗规范. 中华内科杂志. 2022；61：1000-1007.

[2] 蒋晖，汪汉. 抗磷脂抗体综合征的心血管病变［J］. 心血管病学进展，2014，35（1）：79-84.

[3] TEKTONIDOU M G, ANDREOLI L, LIMPER M, et al. EULAR recommendations for the management of antiphospholipid syndrome in adults［J］. Annals of The Rheumatic Diseases, 2019, 78 (10): 1296-1304.

[4] MACH F, BAIGENT C, CATAPANO AL, et al. 2019 ESC/EAS Guidelines for the management of dyslipidaemias: lipid modification to reduce cardiovascular risk: The Task Force for the management of dyslipidaemias of the European Society of Cardiology (ESC) and European Atherosclerosis Society (EAS)［J］. European Heart Journal, 2020, 41 (1): 111-188.

[5] RADIN M, SCIASCIA S, ERKAN D, et al. The adjusted global antiphospholipid syndrome score (aGAPSS) and the risk of recurrent thrombosis: results from the APS ACTION cohort［J］. Seminars in Arthritis and Rheumatism. 2019, 49 (3): 464-468.

[6] DROSOS G C, VEDDER D, HOUBEN E, et al. EULAR recommendations for cardiovascular risk management in rheumatic and musculoskeletal diseases, including systemic lupus erythematosus and antiphospholipid syndrome［J］. Annals of The Rheumatic Diseases, 2022, 81 (6): 768-779.

[7] ULANDER L, TOLPPANEN H, HARTMAN O, et al. Hydroxychloroquine reduces interleukin-6 levels after myocardial infarction: the randomized, double-blind, placebo-controlled OXI pilot trial［J］. International Journal of Cardiology, 2021, 337: 21-27.

[8] PESSACH I, KYRIAKOU E, KALAMPOKAS E, et al. Antiphospholipid syndrome in cardiovascular disease and cancer [J]. European Journal of Haematology, 2023, 111 (6): 834-843.

[9] TEKTONIDOU MG. Cardiovascular disease risk in antiphospholipid syndrome: Thrombo-inflammation and atherothrombosis [J]. Journal of Autoimmunity, 2022, 128: 102813.

[10] KOLITZ T, SHIBER S, SHARABI I, ET AL. Cardiac manifestations of antiphospholipid syndrome with focus on its primary form [J]. Frontiers in Immunology, 2019, 10: 941.

[11] PESSACH I, KYRIAKOU E, KALAMPOKAS E, et al. Antiphospholipid syndrome in cardiovascular disease and cancer [J]. European Journal of Haematology, 2023, 111 (6): 834-843.

[12] TEKTONIDOU MG. Cardiovascular disease risk in antiphospholipid syndrome: Thrombo-inflammation and atherothrombosis [J]. Journal of Autoimmunity, 2022, 128: 102813.

[13] KNIGHT JS, BRANCH DW, ORTEL TL. Antiphospholipid syndrome: advances in diagnosis, pathogenesis, and management [J]. BMJ, 2023, 380.

[14] POLYTARCHOU K, VARVAROUSIS D, MANOLIS AS. Cardiovascular disease in antiphospholipid syndrome [J]. Current Vascular Pharmacology, 2020, 18 (6): 538-548.

第八章
类风湿关节炎合并心血管疾病的循证诊疗

类风湿关节炎（rheumatoid arthritis，RA）是一种病因未明的、以滑膜炎为主的慢性系统性疾病。其特征是手、足小关节的多关节、对称性、侵袭性关节炎症，经常伴有关节外器官受累及血清类风湿因子阳性，可以导致关节畸形及功能丧失。流行病学研究显示，RA 的全球发病率为 0.5%~1%，中国大陆地区发病率约为 0.42%，总患病人群约 500 万，女性患病人数是男性的 3~4 倍。随 RA 病程延长，患者关节残疾及功能受限率可从约 20% 升至 60%。

RA 关节外病变很常见，预示着预后不良。其中，RA 与 CVD 一直是大量研究的主题。最近 30 多年的研究显示：RA 患者的 CVD 风险高，与 2 型糖尿病患者的风险相当。此外，CVD 占 RA 超额死亡的最大比例，在一项纳入 50 项研究的系统评价中，心源性死亡占死亡 RA 患者人数的 39.6%。在其他 2 项总计纳入超过 150 000 例患者的大型荟萃分析中，与普通人群相比，RA 患者的 CVD 风险增加 48%，相关死亡率增加 50%。RA 是自身免疫性疾病中 CVD 相关数据最多的，也是证据最为充分且质量偏高的，在国外，关于管理 RA 患者的 CVD 有数个临床指南及专家共识。本章将基于现有证据，引入循证医学观念，阐述 RA 合并 CVD 的诊疗管理意见。

一、类风湿关节炎的循证诊疗

（一）诊断意见

RA 的主要临床表现为对称性、持续性关节肿胀和疼痛，常伴有晨僵。受累关节以近端指间关节、掌指关节、腕、肘和足趾关节最为多见；同时，颈椎、颞颌下关节、胸锁关节和肩锁关节也可受累。中、晚期的患者可出现手指的"天鹅颈""钮扣花"样畸形、关节强直和掌指关节半脱位,表现为掌指关节向尺侧偏斜。除关节症状外,还可出现类风湿结节。RA 患者还可出现类风湿血管炎,累及心脏、肺、眼、神经系统以及血液系统。肺部病变很常见,男性多于女性,有时可为首发症状,以肺间质病变、胸膜炎和结节样改变最为常见。

RA 的诊断主要依靠临床表现、实验室检查及影像学检查。2010 年 ACR 和 EULAR 提出了新的 RA 分类标准和评分系统:至少 1 个关节肿痛,并有临床、超声或核磁的滑膜炎证据;同时排除了其他疾病引起的关节炎,并有典型的常规放射学 RA 骨破坏的改变,可诊断为 RA。另外,该标准对关节受累情况、血清学指标、滑膜炎持续时间和急性时相反应物 4 个部分进行评分,总得分 6 分以上也可诊断 RA(表 8-1)。

表 8-1 2010 年 ACR/EULAR 的 RA 分类标准和评分系统

项目	标准	评分
关节受累情况		(0~5 分)
中大关节	1 个	0
	2~10 个	1
小关节	1~3 个	2
	4~10 个	3
至少为一个小关节	>10 个	5
血清学指标		(0~3 分)
RF 和 ACPA	均阴性	0
	低滴度阳性	2
	高滴度阳性	3
滑膜炎持续时间		(0-1 分)
	<6 周	0
	≥6 周	1
急性时相反应物		(0~1 分)
CRP 和 ESR	均正常	0
	异常	1

受累关节指关节肿胀疼痛,小关节包括掌指关节、近端指间关节、第 2~5 跖趾关节、腕关节,不包括第一腕掌关节、第一跖趾关节和远端指间关节;大关节指肩、肘、髋、膝和踝关节。RF,类风湿因子;ACPA,抗环瓜氨酸肽抗体;CRP,C 反应蛋白;ESR,血沉。

RA 的临床缓解标准如下。

符合以下 6 项中的 5 项或 5 项以上并至少持续 2 个月者考虑为临床缓解：①晨僵时间低于 15 分钟；②无疲劳感；③无关节疼痛；④无关节压痛或活动时无关节痛；⑤无关节或腱鞘肿胀；⑥血沉 女性 <30 mm/h，男性 <20 mm/h。

（二） 治疗意见

目前 RA 不能被根治，最佳的治疗方案需要由临床医生与患者共同协商制订，应按照早期、达标、个体化方案治疗原则，密切监测病情，减少致残。治疗的主要目标是达到临床缓解或降低疾病活动度。

治疗措施包括一般性治疗、药物治疗、外科手术治疗等，其中以药物治疗最为重要。治疗 RA 的常用药物分为五大类，即非甾体抗炎药、传统病情缓解抗风湿药（DMARDs）、生物 DMARDs、糖皮质激素及植物药。初始治疗必须应用一种 DMARDs。非甾体类抗炎药具有镇痛抗炎作用，是缓解关节炎症状的常用药，但在控制病情方面作用有限，应与 DMARDs 联用。传统 DMARDs 较非甾体类抗炎药发挥作用慢，需 1~6 个月，不具备明显的镇痛和抗炎作用，但可延缓和控制病情进展。RA 患者一经确诊，都应早期使用 DMARDs 药物，药物的选择和应用方案要根据患者疾病活动度、严重性和进展而定，视病情可单用，也可采用两种及以上 DMARDs 药物联用。甲氨蝶岭是 RA 治疗的首选用药，也是联合治疗的基本药物，一般 4~6 周起效，疗程至少半年。生物 DMARDs 是近 30 年来 RA 治疗的一个革命性进展，其治疗靶点主要针对细胞因子和细胞表面分子。目前最常使用的是肿瘤坏死因子抑制剂、白细胞介素 -6 拮抗剂。如最初 DMARDs 方案治疗未能达标，或存在有预后不良因素时，应考虑加用生物 DMARDs。为增加疗效和减少不良反应，生物 DMARDs 宜与甲氨喋呤联合应用。糖皮质激素有强大的抗炎作用，能迅速缓解关节肿痛症状和全身炎症，其治疗原则是小剂量、短疗程。使用糖皮质激素必须同时应用 DMARDs，糖皮质激素仅作为 DMARDs 的"桥梁治疗"。另外，对有关节外表现，如伴有心、肺、眼和神经系统等受累，特别是继发血管炎的 RA 患者，应予以中到大量糖皮质激素治疗。当病情发展至晚期，建议行人工关节置换和滑膜切除手术。

(三) 诊疗流程

RA 的诊疗流程见图 8-1。

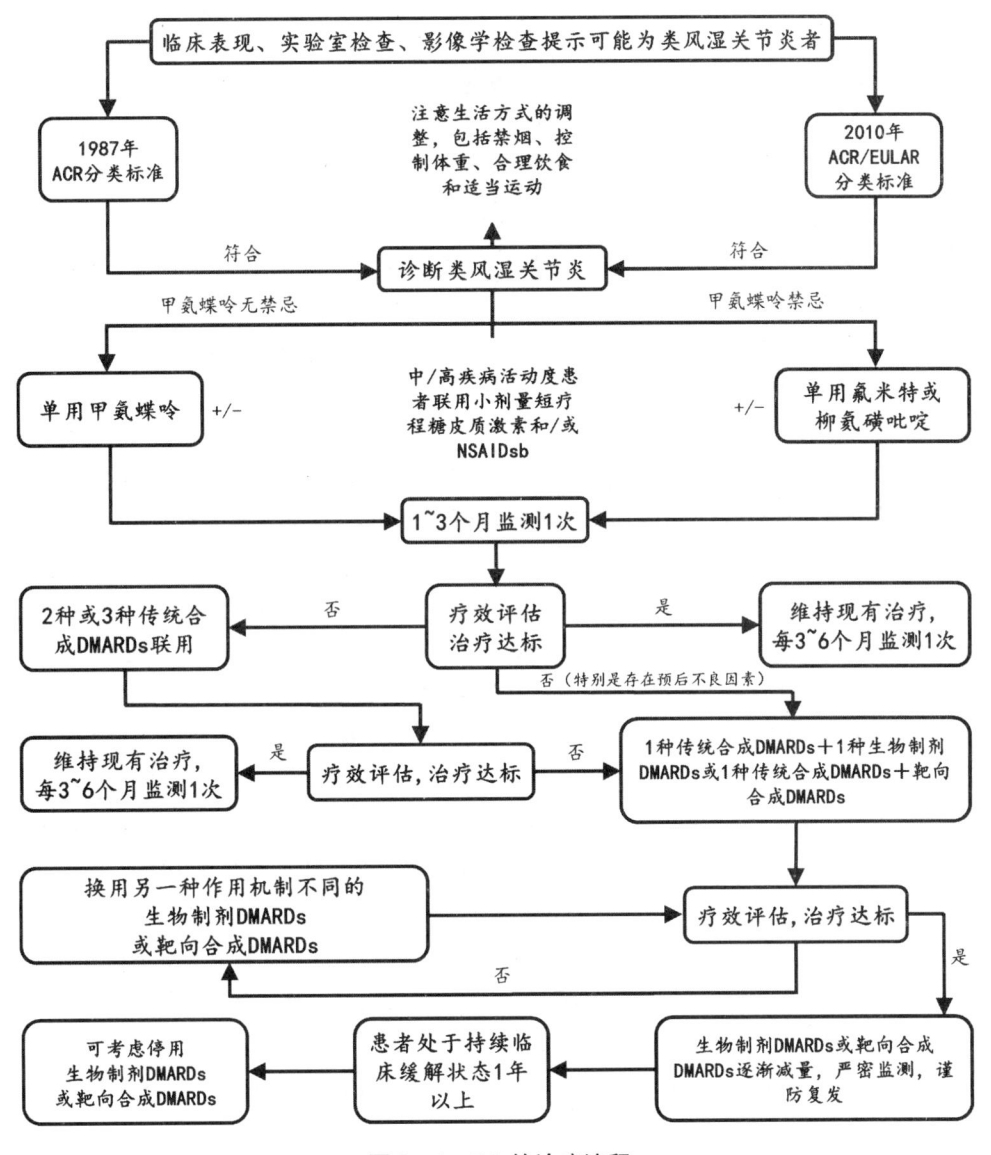

图 8-1 RA 的诊疗流程

(四) 推荐意见

近年来，ACR、EULAR 及亚太风湿病学学会 (APLAR) 等多个国际风湿病领域的专业组织制订了各自的 RA 诊疗指南，中华医学会风湿病学分会也分别于 2010 年及 2018 年发布了 RA 诊疗指南。总体而言，中国的实际情况与国外存在较大的差别，因此，指南的推荐也有所不同。其中，中华医学会风湿病学分会颁布的《2018 中国类风湿关节炎诊疗指南》的推荐意见如下（表 8-2）。

表 8-2 2018 年中国类风湿关节炎诊疗指南推荐意见

意见序号	意见内容
推荐意见 1	RA 的早期诊断对治疗和预后影响重大，临床医师需结合患者的临床表现、实验室和影像学检查做出诊断（1A）。建议临床医师使用 1987 年 ACR 发布的 RA 分类标准与 2010 年 ACR／EULAR 发布的 RA 分类标准做出诊断（2B）
推荐意见 2	建议临床医师根据 RA 患者的症状和体征，在条件允许的情况下，恰当选用 X 线、超声、CT 和磁共振成像（MRI）等影像技术（2B）影像学检查是协助临床医师诊断 RA 的有效手段
推荐意见 3	RA 的治疗原则为早期、规范治疗，定期监测与随访（1A）。RA 的治疗目标是达到疾病缓解或低疾病活动度，即达标治疗，最终目的为控制病情、减少致残率，改善患者的生活质量（1B）
推荐意见 4	对 RA 治疗未达标者，建议每 1~3 个月对其疾病活动度监测 1 次（2B）；对初始治疗和中/高疾病活动者，监测频率为每月 1 次（2B）；对治疗已达标者，建议其监测频率为每 3~6 个月 1 次（2B）
推荐意见 5	RA 治疗方案的选择应综合考虑关节疼痛、肿胀数量，ESR、CRP、RF 及抗环瓜氨酸蛋白抗体（ACPA）的数值等实验室指标（1B）。同时要考虑关节外受累情况；此外还应注意监测 RA 的常见合并症，如心血管疾病、骨质疏松、恶性肿瘤等（1B）
推荐意见 6	RA 患者一经确诊，应尽早开始传统合成 DMARDs 治疗。推荐首选甲氨蝶呤单用（1A）。存在甲氨蝶呤禁忌时，考虑单用来氟米特或柳氮磺吡啶（1B）
推荐意见 7	单一传统合成 DMARDs 治疗未达标时，建议联合另一种或两种传统合成 DMARDs 进行治疗（2B）；或一种传统合成 DMARDs 联合一种生物制剂 DMARDs 进行治疗（2B）；或一种传统合成 DMARDs 联合一种靶向合成 DMARDs 进行治疗（2B）
推荐意见 8	中/高疾病活动度的 RA 患者建议传统合成 DMARDs 联合糖皮质激素治疗以快速控制症状（2B）。治疗过程中应密切监测不良反应。不推荐单用或长期大剂量使用糖皮质激素（1A）
推荐意见 9	RA 患者在使用生物制剂 DMARDs 或靶向合成 DMARDs 治疗达标后，可考虑对其逐渐减量，减量过程中需严密监测，谨防复发（2C）。在减量过程中，如 RA 患者处于持续临床缓解状态 1 年以上，临床医师和患者可根据实际情况讨论是否停用（2C）
推荐意见 10	建议 RA 患者注意生活方式的调整，包括禁烟、控制体重、合理饮食和适当运动（2C）

二、类风湿关节炎合并心血管疾病的背景

在 RA 患者中，约 50% 的死亡属于心源性死亡。在多项系统评价中，与普通人群相比，RA 患者的心源性死亡风险增加了约 45%~60%。大多数研究强烈支持 RA 患者 CVD 死亡率的增加。另外，RA 患者的 CVD 风险大致与糖尿病患者相当，如发生心肌梗死、心力衰竭的风险是非 RA 患者的两倍。高度炎症状态和免疫可能是 RA 患者发生 CVD 的关键触发因素。常规的 CVD 危险因素也可能与 CVD 的发生密切相关。

无临床症状的心血管损伤在 RA 患者中常见，如动脉粥样硬化、心肌炎、左心室舒张功能不全、心脏瓣膜病变、心包炎以及心电图异常。常见的显性 CVD 主要是心力衰竭及冠状动脉粥样硬化性心脏病。大量研究表明 RA 患者罹患冠状动脉粥样硬化性心脏病的危险性明显增高，而且发病年龄较一般人群年轻。其中，前瞻性研究一直报告 RA 患者心肌梗死风险增加 1.5~2.0 倍。此外，与一般人群相比，RA 患者发生心力衰竭的风险增加了近两倍。实际上，冠状动脉粥样硬化性心脏病和心力衰竭也是 RA 患者的主要死亡原因，大概占心源性死亡的 50% 以上。

那么，造成 RA 患者中额外的心源性死亡的主要原因是什么？研究发现传统的 CVD 危险因素可能不能解释这种死亡，而 RA 本身相关的因素如免疫、炎症、病程以及个体使用的药物在其中有重要作用。

一般人群中传统的心血管危险因素包括吸烟、糖尿病、高血压、血脂异常、久坐不动的生活方式、肥胖和年龄。尽管部分证据相互矛盾，但这些危险因素在 RA 患者和一般人群中仍然存在一定差异。大部分研究表明这些危险因素与 RA 患者的 CVD 密切相关。特别需要提出来的是代谢综合征，代谢综合征包含肥胖、甘油三酯水平升高、高密度脂蛋白胆固醇水平降低、收缩压和舒张压升高，以及空腹血糖升高等情况，而这些代谢异常与 RA 息息相关。最近一项关于 RA 患者代谢综合征患病率的系统评价显示，RA 患者的代谢综合征患病率为 30.7%，远高于普通人群。

RA 本身就应该是 CVD 的一个独立的危险因素。炎症可能是最重要的原因，例如，在校正了传统心血管危险因素之后，C 反应蛋白和血沉依旧与 RA 患者的 CVD 发病有关；越长的 RA 病程和越严重的 RA 病情也可能与其发病相关。最后，治疗风湿免疫疾病的药物可能对 RA 患者的 CVD 风险有一定影响。

三、类风湿关节炎合并心血管疾病的诊疗意见

RA 患者的 CVD 风险与一般人群相比显著升高,需要积极和有针对性的 CVD 风险管理。基于以上考虑,EULAR 于 2010 年及 2017 年发布了相关共识,详解如下(表 8-3)。

表 8-3 EULAR 的类风湿关节炎合并心血管疾病的诊疗意见

总体原则
A. 临床医生应该意识到,与一般人群相比,RA 患者的 CVD 风险更高
B. 风湿病医师应确保对 RA 患者进行 CVD 风险管理
C. 非甾体类抗炎药和皮质类固醇的使用应符合 EULAR 和脊柱关节炎国际评估协会的特定治疗建议

推荐意见	证据级别	推荐强度
1. 应最佳控制疾病活动性,以降低所有 RA 患者的 CVD 风险	2b~3	B
2. 建议对所有 RA 患者至少每 5 年进行一次 CVD 风险评估,并应在抗风湿治疗发生重大变化后重新考虑	3~4	C
3. RA 患者的 CVD 风险评估应根据国家指南进行,如果没有国家指南,则应使用 SCORE 风险预测模型	3~4	C~D
4. 总胆固醇(TC)和高密度脂蛋白胆固醇(HDLc)应用于 RA 的 CVD 风险评估,理想情况下应在疾病活动稳定或缓解时测量脂质。非空腹血脂完全可以接受	3	C
5. 如果风险算法中尚未包含 CVD 风险预测模型,则应通过 1.5 倍的乘数调整 CVD 风险预测模型以适用于 RA 患者	3~4	C
6. 通过颈动脉超声筛查无症状动脉粥样硬化斑块可被视为 RA 患者 CVD 风险评估的一部分	3~4	C~D
7. 生活方式建议应强调健康饮食、定期锻炼和戒烟的益处	3	C
8. CVD 风险管理应根据 RA 的国家指南进行,抗高血压药和他汀类药物可用于一般人群	3~4	C~D
9. RA 患者应谨慎使用非甾体类抗炎药处方,尤其是有记录的 CVD 或存在 CVD 风险因素的患者	2a~3	C
10. 对于长期治疗,糖皮质激素的剂量应保持在最低限度,如果病情缓解或病情活动度低,应尝试减少糖皮质激素的用量;应定期检查继续糖皮质激素治疗的原因	3~4	C

（一）基本原则

（1）临床医生应该意识到，与普通人群相比，RA 患者的 CVD 风险更高。

近几十年以来，RA 患者的 CVD 风险增加的证据大量增加。例如，丹麦的一项大型队列研究表明，RA 患者的心肌梗死风险与糖尿病患者相当。此外，在同一项研究中，RA 患者心肌梗死的风险比一般人群高约 70%。

关于 RA 的死亡率，一项包括 8 项研究的荟萃分析得出结论，与一般人群相比，RA 患者的标准化死亡率较高。此外，在同一研究中，发现 RA 患者的心肌梗死风险比一般人群高约 70%。一项荟萃分析得出结论，与一般人群相比，RA 患者的标准化死亡率更高。诺福克关节炎登记处的数据显示，在过去 20 年中，与一般人群相比，RA 患者的全因死亡率增加，同时标准化死亡率保持稳定。新的证据强化了这样一种观念，即 RA 患者 CVD 发病率和死亡率的超额风险与传统和新的 CVD 危险因素都有关。新的危险因素包括炎症、颈动脉斑块的存在、抗核蛋白抗体和类风湿因子阳性、关节外 RA 的表现、功能障碍和甲状腺功能减退。

（2）风湿病学家应确保对 RA 和其他关节炎患者进行 CVD 风险管理。

CVD 风险管理人员可能包括风湿病学家以外的医疗保健专业人员。建议治疗风湿病的医生应确保定期进行 CVD 风险评估和管理，应记录谁在执行，并应确保患者意识到定期风险评估的必要性。

（3）非甾体类抗炎药和糖皮质激素的使用应符合 EULAR 和国际脊柱关节炎评估协会（ASAS）的治疗特定建议。

非甾体类抗炎药和糖皮质激素常用于治疗关节炎，这些药物可有效降低疾病活动度，减轻炎症。然而，这两种治疗方案都与 CVD 风险增加有关。这些药物在应对炎症性关节炎患者的疾病活动中通常是不可或缺的，应个体化评估。此外，降低疾病活动度可能降低 CVD 风险。因此，建议根据特定治疗指南使用非甾体类抗炎药和糖皮质激素。

（二）推荐意见

1. 推荐意见一

应控制疾病活动性，以降低所有 RA 患者的 CVD 风险。

2009 年的相关建议强调了控制疾病活动对降低 CVD 风险的重要性。新的证据仍然表明，RA 患者的累积炎症负荷增加与 CVD 风险增加之间存在关联。疾病持续时间似乎并不独立影响 CVD 风险。然而，疾病活动以及随着时间推移增加的发作次数和持续时间确实会导致 CVD 风险。现在有另外的证据表明，接受 DMARDs 治疗的患者 CVD 风险降低。减少炎症对 RA 患者的 CVD 风险管理很重要，但治疗类型可能不太重要。传统的合成 DMARDs（csDMARDs），特别是甲氨蝶呤，以及生物 DMARD（bDMARDs），如肿瘤坏死因子抑制剂（TNFi），通常与 RA 患者 CVD 风险的显著降低相关，长期使用后 CVD 风险似乎进一步降低。在有限数量的研究中，托珠单抗或利妥昔单抗治疗后疾病活动的减少对颈动脉内膜厚度和 CVD 风险显示出有益作用。TNFi 和甲氨蝶呤对动脉僵硬的有益作用也有报道。一项研究报道了 RA 患者 TNFi 治疗后，通过正电子发射断层扫描成像检测到的主动脉炎症和僵硬减少。

2. 推荐意见二

建议对所有 RA 患者至少每 5 年进行 1 次 CVD 风险评估，并应在抗风湿治疗发生重大变化后重新评估。

建议对所有 RA 患者至少每 5 年进行一次 CVD 风险评估，以便在出现症状时开始提供生活方式建议和 CVD 预防治疗。过去每年筛查炎症性关节炎患者 CVD 风险的建议现已改为每 5 年筛查 1 次。目前，没有证据表明，与 5 年风险评估相比，每年 1 次的 CVD 风险评估可使 RA 患者的 CVD 死亡率或发病率显著降低。根据用于筛查的 CVD 风险算法，患者可分为低至中度风险（SCORE $<5\%$）、高风险（$5\% \leqslant$ SCORE $<10\%$）和极高风险（SCORE $\geqslant 10\%$）。筛查后，低风险患者可在 5 年后再次进行常规筛查。然而，中度风险患者可能需要更早进行重新筛查，特别是疾病进展更快者。高风险或已确诊的 CVD 患者应根据现有指南处理 CVD 风险因素。应向所有人推荐健康的生活方式，包括低和中度风险的患者。在抗风湿治疗发生重大变化后，即开始使用 bDMARD 或其他可能导致低密度脂蛋白胆固醇水平显著上升或改变其他 CVD 风险因素的药物后，应重新考虑 CVD 风险评估，以便医生采取相应措施。

3. 推荐意见三

RA 患者的 CVD 风险评估应根据国家指南进行，如果没有国家指南，则应使用 SCORE 风险预测模型。

用疾病特异性 CVD 风险模型预测 RA 患者 CVD 风险的有效性的证据很少，因此目前建议根据一般人群指南进行风险评估。

4. 推荐意见四

总胆固醇和高密度脂蛋白胆固醇水平应用于 RA 患者的 CVD 风险评估，理想情况下应在疾病活动稳定或缓解时测量脂质。

RA 患者血脂水平和 CVD 风险之间的关系是非线性的。与一般人群相比，疾病活动度高的患者的血清低密度脂蛋白胆固醇水平降低，甘油三酯水平较高。一般而言，控制疾病活动对血脂谱具有广泛的影响。TNFi 和/或 csDMARDs（主要是甲氨蝶呤）治疗会导致脂质成分总体增加，但主要是高密度脂蛋白胆固醇，进而改善总胆固醇/高密度脂蛋白胆固醇比值。有限数量的研究报告了托珠单抗对单个脂质成分的有益作用。然而，这些药物治疗的净效应是单个脂质成分总体增加，而总胆固醇/高密度脂蛋白胆固醇比值没有变化。托法替尼的作用似乎也是如此。尽管如此，他汀类药物仍能有效降低应用托珠单抗或托法替尼治疗的总胆固醇、低密度脂蛋白胆固醇水平持续升高的患者的脂质水平。总胆固醇/高密度脂蛋白胆固醇比值是 RA 患者中比单个脂质成分更好的 CVD 风险预测因子。从实践角度来看，总胆固醇、高密度脂蛋白胆固醇都可使用。由于脂质成分似乎会因疾病活动和药物治疗而改变，因此最好在患者病情稳定或缓解时进行脂质谱评估。最后，总胆固醇、高密度脂蛋白胆固醇的测量在非空腹状态下是完全可以接受的。

5. 推荐意见五

如果风险算法中尚未包含 CVD 风险预测模型，则应通过 1.5 倍的乘数调整 CVD 风险预测模型以使之适用于 RA 患者。

指南推荐 SCORE 用于一般人群的 CVD 风险预测。然而，为一般人群开发的 CVD 风险预测模型不包括非传统 CVD 风险因素，因此，如果将这些模型应用于 RA 患者，则可能低估 CVD 风险。按照 2009 年 EULAR 对 CVD 风险管理的建议，如果患者符合某些疾病特异性标准（即疾病持续时间 >10 年，RF 或 ACPA 阳性，以及存在某些关节外表现），则计算的总 CVD 风险的倍增系数为 1.5。QRISK 2 估计了合并致死性和非致死性 CVD 的风险。目前，对于 RA 患者，没有其他 CVD 风险预测模型具有经证实的准确性和优越性。基于所有最近的流行病学研究证据，这个倍增因子仍然是估计 RA 患者 CVD 风险的最合适的方法。因此，建议使用 RA 适应的风险预测模型，而不是使用未适应的一般人群模型，因为其预测价值有更高水平的证据支持。基于此，EULAR 工作组仍然建议调整一般人群 CVD 风险算法，所有 RA 患者的乘法因子均为 1.5。与 2009 年的建议相反，某些 RA 特异性标准的存在不再是应用该倍增因子的强制性要求，因为证据表明早期 RA 患者、近期诊断为 RA 的患者和无关节外表现的患者的 CVD 风险增加。

6. 推荐意见六

通过颈动脉超声筛查无症状动脉粥样硬化斑块可作为 RA 患者 CVD 风险评估的一部分。

颈动脉斑块的存在与 RA 患者的 CVD 风险相关，并与 RA 患者未来是否出现急性冠状动脉综合征密切相关，无颈动脉斑块的 RA 患者的急性冠脉综合征年发病率为 1.1/100，双侧斑块患者的急性冠脉综合征年发病率为 4.3/100。除传统的 CVD 风险因素外，RA 特异性因素也会导致颈动脉粥样硬化。疾病持续时间和疾病活动度已被证明与 RA 患者的斑块大小和易损性相关。由于在 RA 患者中使用超声检测颈动脉斑块的预试验概率较高，以及如果存在颈动脉斑块则指示他汀类药物治疗的临床后果,此检测可能对 CVD 风险评估具有额外价值。根据现行指南,颈动脉超声检查识别动脉粥样硬化已被证明可将相当大比例的 RA 患者重新分类为更合适的 CVD 风险组。

7. 推荐意见七

生活方式建议应强调健康饮食、定期锻炼和戒烟的益处。

尽管没有新的强有力的证据表明吸烟会增加 RA 患者的 CVD 风险,但仍然应建议患者戒烟。2009 年的建议没有讨论饮食或运动。自 2009 年以来,关于运动在 RA 管理中的作用的研究取得了相当大的进展。缺乏体力活动在 RA 患者的 CVD 风险中很常见,并与不良 CVD 风险特征相关。越来越多的数据表明,结构化运动疗法对 RA 患者有有益的影响,至少在短期和中期内是如此。在一般人群中进行的流行病学研究表明,运动可减少长期炎症,增加体力活动与 C 反应蛋白水平降低相关。这一点也在一项对 RA 患者的研究中得到证实。此外,RA 患者运动 3 个月后,微血管和大血管功能均得到改善。迄今为止,没有研究显示运动会产生任何不良影响。因此,在 RA 患者中,高强度运动并非禁忌,应鼓励已习惯于活动的患者进行高强度运动。地中海饮食的特点是水果、蔬菜、豆类和谷物的高消费量,与普通西方饮食相比,红肉较少,鱼类较多,橄榄油或植物油是脂肪摄入的主要来源。这种饮食已被证明与一般人群中主要 CVD 事件的发生率降低有关。在 RA 患者中,地中海饮食的正面作用可能是通过这种饮食对疾病活动度的影响来实现的。然而,没有具体证据表明饮食调整对 RA 患者 CVD 风险的影响。因此,我们建议将健康饮食作为健康生活方式的一部分。

8. 推荐意见八

CVD 风险管理应根据 RA 的国家指南进行,抗高血压药和他汀类药物的应用可遵循一般人群的建议。

高血压是导致 RA 患者 CVD 风险增加的主要可变风险因素。有几种机制可能导致高血压,包括使用某些抗风湿药物,如糖皮质激素、非甾体类抗炎药、环孢素和来氟米特。重要的是要认识到,RA 患者的高血压可能存在诊断不足、治疗不足的情况。对于高血压的管理,没有证据表明 RA 患者的治疗阈值应与一般人群不同。在过去的几年中,没有新的证据表明 ACEI 和 ARB 应该是应用某些抗风湿药物(如糖皮质激素、非甾体类抗炎药、环孢素和来氟米特)的患者控制高血压的首选药物。自 2009 年以来,已有几项研究评估了他汀类药物在 RA 患者中的疗效。他汀类药物在降低胆固醇水平、动脉粥样硬化负荷,以及 CVD 发病率和死亡率方面有效;与非 RA 患者对照组相比,他汀类药物在 RA 患者中没有引起更多的不良反应。此外,他汀类药物具有抗炎特性,当与 RA 的生物治疗联合使用时,可能会使 CVD 风险降低更多,但关于这种作用的研究很少。一些临床前研究发现他汀类药物对血液恶性肿瘤患者的利妥昔单抗疗效有不利影响。然而，几项临床研究显示，他汀类药物使用者和非使用者接受利妥昔单抗治疗血液恶性肿瘤的结局无显著差异。研究RA中这一问题的临床试验很少。三项针对RA的临床研究发现，他汀类药物与某些抗风湿药物联用，如糖皮质激素、非甾体类抗炎药、环孢素和来氟米特，没有不良反应。

9. 推荐意见九

RA患者应谨慎使用非甾体类抗炎药，尤其是存在CVD或相关风险因素的患者。

之前的建议主张在RA患者中应谨慎使用非甾体类抗炎药，甚至可能应禁用。自前一建议发表以来，出现了关于环氧合酶（COX）-2抑制剂和非选择性非甾体类抗炎药在CVD风险中的作用的新证据。有证据表明，与一般人群相比，非甾体类抗炎药可能会在较低程度上增加RA患者的CVD风险。目前尚缺乏关于在RA合并CVD患者中使用非甾体类抗炎药的安全性的数据。萘普生似乎并不增加CVD风险。一般而言，双氯芬酸禁用于已确诊的充血性心力衰竭（NYHA Ⅱ-Ⅳ级）、缺血性心脏病、外周动脉疾病或脑血管疾病患者。

10. 推荐意见十

对于长期治疗，糖皮质激素的剂量应保持在最低限度，如果病情缓解或疾病活动度低，应尝试减少糖皮质激素的用量；应定期检查继续糖皮质激素治疗的原因。

糖皮质激素能迅速、有效地减轻RA患者的炎症反应，但它们也与CVD风险增加有关。研究已发现，使用糖皮质激素的剂量和持续时间相关的增加与CVD风险升高相关。相对较高的日剂量、较高的累积剂量和较长的用药时间（以年为单位）似乎与更高的CVD风险相关。虽然减轻严重炎症的益处可能抵消使用糖皮质激素的不利心血管效应，即糖皮质激素可能有助于消除炎症对心血管系统的有害影响，但它们仍然会对CVD风险产生不利影响。总而言之，从预防CVD的角度来看，在治疗活动期RA时，应尽可能在短期内开出最低有效剂量的糖皮质激素。

四、未解决的几个问题

RA治疗中未解决的几个问题如下。

①我们能否对目前的CVD风险模型进行调整，以改善对RA患者CVD风险的估计结果？②强化抗炎治疗对RA患者CVD风险的获益/风险比是多少？③非甾体类抗炎药治疗如何影响RA患者？④在RA患者中，血压和血脂的治疗目标是否应该与一般人群不同？⑤抗风湿药物的不同作用方式对CVD风险的影响是什么？⑥在接受稳定DMARD治疗的RA患者中，残留疾病活动与CVD风险之间的关系是什么？⑦测量RA患者的脂质亚颗粒

对估计 CVD 风险是否有额外价值？⑧颈动脉超声测量 cIMT 和揭示 RA 患者存在动脉粥样硬化斑块对 CVD 风险评估的附加价值是什么？我们应该在哪些（亚）人群中进行这项研究？⑨新的生物标志物对 CVD 风险预测的额外价值是什么？⑩对 RA 患者实施生活方式改变和教育的最佳技术是什么？⑪在减少致命性和非致命性 CVD 事件数量方面，干预措施是否具有成本效益？⑫RA 患者静脉血栓事件的患病率是否增加？如果是，其内在机制是什么？

参考文献

[1] 刘汉雄, 汪汉. 免疫性心脏病学 [M]. 成都: 电子科技大学出版社, 2020.

[2] LI M, ZHAO Y, ZHANG Z, et al. 2020 Chinese guidelines for the diagnosis and treatment of systemic lupus erythematosus [J]. Rheumatology and Immunology Research, 2020, 1 (1): 5-23.

[3] AGCA R, HESLINGA SC, ROLLEFSTAD S, et al. EULAR recommendations for cardiovascular disease risk management in patients with rheumatoid arthritis and other forms of inflammatory joint disorders: 2015/2016 update [J]. Annals of The Rheumatic Diseases, 2017, 76 (1): 17-28.

[4] OLIVEIRA M, PALACIOS-FERNANDEZ S, CERVERA R, et al. Clinical practice guidelines and recommendations for the management of patients with systemic lupus erythematosus: a critical comparison [J]. Rheumatology, 2020, 59 (12): 3690-3699.

[5] SCHEINBERG M. Clinical evidence guidelines in systemic lupus erythematosus: revaluation [J]. Annals of The Rheumatic Diseases, 2018, 78 (11): e119.

[6] RESTIVO V, CANDILORO S, DAIDONE M, et al. Systematic review and meta-analysis of cardiovascular risk in rheumatological disease: Symptomatic and non-symptomatic events in rheumatoid arthritis and systemic lupus erythematosus [J]. Autoimmunity Reviews, 2022, 21 (1): 102925.

[7] ENGLAND BR, THIELE GM, ANDERSON DR, et al. Increased cardiovascular risk in rheumatoid arthritis: mechanisms and implications [J]. BMJ, 2018, 361.

[8] HANSILDAAR R, VEDDER D, BANIAAMAM M, et al. Cardiovascular risk in inflammatory arthritis: rheumatoid arthritis and gout [J]. The Lancet Rheumatology, 2021, 3 (1): e58-e70.

[9] WEBER BN, GILES JT, LIAO KP. Shared inflammatory pathways of rheumatoid arthritis and atherosclerotic cardiovascular disease [J]. Nature Reviews Rheumatology, 2023, 19 (7): 417-428.

[10] SEMB AG, IKDAHL E, WIBETOE G, et al. Atherosclerotic cardiovascular disease prevention in rheumatoid arthritis [J]. Nature Reviews Rheumatology, 2020, 16 (7): 361-379.

[11] LØGSTRUP BB, OLESEN KW, MASIC D, et al. Impact of rheumatoid arthritis on major cardiovascular events in patients with and without coronary artery disease [J]. Annals of The Rheumatic Diseases, 2020, 79 (9): 1182-1188.

［12］ATZENI F, RODRíGUEZ-CARRIO J, POPA CD, et al. Cardiovascular effects of approved drugs for rheumatoid arthritis ［J］. Nature Reviews Rheumatology, 2021, 17（5）: 270-290.

［13］TONG X, SHEN CY, JEON HL, et al. Cardiovascular risk in rheumatoid arthritis patients treated with targeted synthetic and biological disease-modifying antirheumatic drugs: A multi-centre cohort study ［J］. Journal of Internal Medicine, 2023, 294（3）: 314-325.

［14］BLUM A, ADAWI M. Rheumatoid arthritis（RA）and cardiovascular disease ［J］. Autoimmunity Reviews, 2019, 18（7）: 679-690.

［15］ZHANG M, WANG M, TAI Y, et al. Triggers of cardiovascular diseases in rheumatoid arthritis ［J］. Current Problems in Cardiology, 2022, 47（6）: 100853.

第九章

强直性脊柱炎合并心血管疾病的循证诊疗

强直性脊柱炎（ankylosing spondylitis，AS）是脊柱关节炎的临床表型之一，属慢性炎症性全身性疾病，主要累及中轴关节。好发于青壮年，患病率约0.1%~1.6%。其主要表现为腰背痛和晨僵，中晚期可伴有脊柱强直、畸形及严重活动受限。部分患者还可累及其他器官如眼、皮肤、肠道、心脏、肺等。约25%~30%的AS患者可出现眼部病变，以葡萄膜炎最为常见。

越来越多的证据表明，与一般人群相比，AS患者的CVD风险增加。AS患者的CVD风险较高有几种可能的解释，但炎症本身被认为起主要作用。炎症直接加速动脉粥样硬化，也影响CVD危险因素，如高血脂、高血压和胰岛素抵抗。此外，AS患者的CVD风险增加也是由AS相关心脏表现所致。从流行病学证据来看，与RA相比，AS合并CVD的证据较少，但在2016年，EULAR依旧出台了相关指南。鉴于此，本章详细介绍了AS与合并CVD的循证诊疗。

一、强直性脊柱炎的循证诊疗

（一）诊断意见

AS的诊断主要基于患者的症状、体征、关节外表现和家族史。AS最常见的、特征性的早期主诉为下腰背晨僵和疼痛。骶髂关节和椎旁肌肉压痛为本病早期的阳性体征，随病情进展可见腰椎前凸变平，脊柱各个方向活动受限，胸廓扩展范围缩小，颈椎后突。患者逐渐出现腰背部或骶髂部疼痛和（或）晨僵，半夜痛醒，翻身困难，晨起或久坐后起立时腰部晨僵明显，但活动后减轻。部分患者有臀部钝痛或骶髂部剧痛，偶尔向周边放射。咳嗽、打喷嚏、突然扭动腰部时疼痛可加重。疾病早期臀部疼痛多为一侧呈间断性或交替性疼痛，数月后疼痛多为双侧，呈持续性。多数患者的病变随病情进展由腰椎向胸、颈部脊椎发展，出现相应部位的疼痛、活动受限或脊柱畸形。24%~75%的AS患者在病初或病程中出现髋

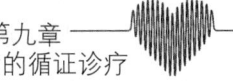

关节和外周关节病变,其中膝、踝和肩关节居多,肘及手、足小关节偶有受累。外周关节病变多为非对称性,常只累及少数关节或单关节,下肢大关节的关节炎为本病外周关节炎的特征之一。本病的全身表现轻微,少数重症者有发热、疲倦、消瘦、贫血或其他器官受累。

与其他结缔组织疾病类似,AS 的诊断也是条件性诊断,见表 9-1。

表 9-1 AS 诊断的中国标准

项目	具体内容
临床表现	1. 腰和(或)脊柱、腹股沟、臀部或下肢酸痛不适;或不对称性外周寡关节炎、尤其是下肢寡关节炎。症状持续≥6 周。 2. 夜间痛或晨僵≥0.15 h。 3. 活动后缓解。 4. 足跟痛或其他肌腱附着点病。 5. 虹膜睫状体炎现在症或既往史。 6. 脊柱炎家族史或 HLA-B27 阳性。 7. 非甾体抗炎药能迅速缓解症状。
影像学/病理学表现	1. 双侧 X 线骶髂关节(SIJ)炎≥Ⅲ级。 2. 双侧 CT 检查 SIJ 炎≥Ⅱ级。 3. CT 检查 SIJ 炎不足Ⅱ级者,可行核磁共振检查。如表现软骨破坏、关节旁水肿和(或)广泛脂肪沉积,尤其动态增强检查关节或关节旁增强强度>20%,且增强斜率>10%/心肌梗死 n 者。 4. 骶髂关节病理学检查显示炎症者。
骶髂关节炎 X 线分级	0 级,正常; Ⅰ级,可疑或极轻微的骶髂关节病变; Ⅱ级,轻度异常,可见局限性侵蚀、硬化,但关节间隙无改变; Ⅲ级,明显异常,至少伴有以下一项改变:近关节区硬化、关节间隙变窄或增宽、部分强直; Ⅳ级,严重异常,完全性关节强直。

符合临床标准第 1 项及其他各项中之 3 项,以及影像学、病理学标准之任何一项者,可诊断 AS。

(二)治疗意见

AS 尚无根治方法。但如能及时诊断及合理治疗,可以控制症状并改善预后。应通过非药物、药物和手术等综合治疗,缓解疼痛和僵硬,控制或减轻炎症,使患者保持良好的姿势,防止脊柱或关节变形,必要时矫正畸形关节,以达到改善和提高患者生活质量的目的。总体而言,AS 的治疗原则主要是早期以药物治疗为主,晚期脊柱或髋、膝等大关节发生强直或严重畸形时以外科手术治疗为主。

对 AS 的非药物治疗主要包括患者教育、姿势与体位调节、功能锻炼、饮食与对症治疗；而药物治疗主要包括非甾体类抗炎药、柳氮磺吡啶、糖皮质激素以及生物制剂。

（三）诊疗流程

AS 诊疗流程图见图 9-1。

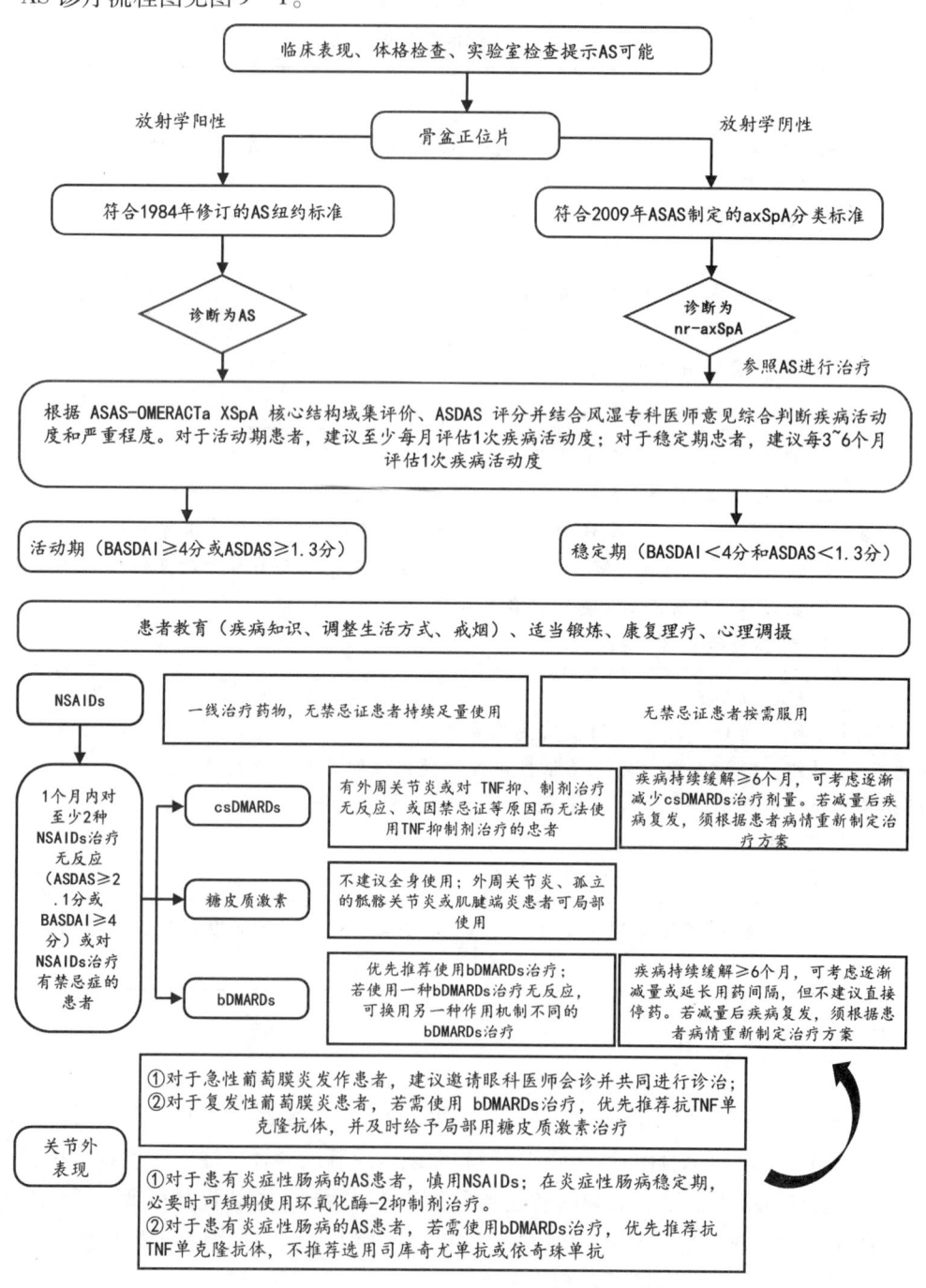

图 9-1 AS 诊疗流程图

（四）推荐意见

2010 年，中华医学会制订了强直性脊柱炎诊断及治疗指南，但文中不涉及证据强度以及推荐意见。同年，国际脊柱关节炎学会以及 EULAR 更新了强直性脊柱炎的管理意见。由此至今，尽管十余年来 AS 的诊疗证据日益增长，但直至 2023 年中国中西医结合学会标准化技术委员会《强直性脊柱炎中西医结合诊疗指南》编写专家组结合中外的临床研究，才发布《强直性脊柱炎中西医结合诊疗指南》。其主要推荐意见如下。

1. 推荐意见一

AS 的诊断参照 1984 年修订的纽约标准进行；对于临床疑似 AS 但经 X 线检查不能明确为骶髂关节炎的患者，可参照 2009 年 ASAS 制订的中轴型脊柱关节炎（axSpA）分类标准进行进一步诊断。

2. 推荐意见二

可将 AS 分为活动期和稳定期；AS 疾病活动性指数（BASDAI）≥ 4 分或 AS 疾病活动度（ASDAS）≥1.3 分为 AS 活动期，BASDAI＜4 分或 ASDAS＜1.3 分为 AS 稳定期，但需结合患者的关节外表现综合判定。

3. 推荐意见三

骨盆正位片是诊断 AS 的基本影像学检查；应根据患者就诊时的临床表现和病情，合理选用 CT、MRI 或超声等检查。

4. 推荐意见四

监测内容包括基于临床表现的病史、BASDAI 或 ASDAS、实验室和影像学检查等；监测频率应根据患者的症状、疾病严重程度、药物治疗反应等决定；对活动期患者每月随访 1 次，对稳定期患者 3~6 个月随访 1 次；X 线重复检查的时间间隔不应少于 2 年。

5. 推荐意见五

最终治疗目标是维持临床缓解（ASDAS＜1.3 分），替代目标是维持低疾病活动度（ASDAS＜2.1 分）；最终治疗决策可能会受到患者合并症、功能情况、关节外表现、影像学检查结果，以及药物治疗相关风险等因素的影响；建议患者参与治疗决策。

6. 推荐意见六

劝诫 AS 患者戒烟；患者教育应贯穿于诊疗的全过程；鼓励患者参加由医院组织的宣教课程，加强自我管理

7. 推荐意见七

推荐 AS 患者进行有助于提高其脊柱和关节活动度、灵活性的运动，如游泳、太极拳

和全身姿势训练等；建议在理疗师或风湿科医师的指导下进行运动，运动方式的选择及其强度、频率应根据患者的症状、关节功能、疾病活动度和耐受情况等决定。

8. 推荐意见八

对于活动性或有关节症状的 AS 患者，若无禁忌证，可首选非甾体抗炎药治疗，并建议持续使用；使用非甾体类抗炎药治疗时，应关注其心血管和消化道风险；经非甾体类抗炎药治疗后病情稳定的患者，可改为按需使用。

9. 推荐意见九

对于经非甾体类抗炎药治疗后疾病仍活动且有外周关节炎的 AS 患者，可使用 csDMARDs 治疗；对于经其治疗后疾病仍活动且生物制剂类改善病情的抗风湿药治疗无效，或因有禁忌证或其他原因而无法使用 bDMARDs 治疗的 AS 患者，可使用 csDMARDs 治疗；使用沙利度胺治疗时，推荐从低剂量开始逐渐加量；对于经 csDMARDs 治疗后疾病持续缓解至少 6 个月的 AS 患者，可逐渐减少 csDMARDs 剂量，但需定期监测病情；对于经 csDMARDs 联合肿瘤坏死因子抑制剂治疗后疾病持续缓解至少 6 个月的 AS 患者，可改为单用肿瘤坏死因子抑制剂维持治疗。

10. 推荐意见十

对于经非甾体类抗炎药治疗后疾病仍活动或有治疗禁忌证的 AS 患者，优先推荐使用 bDMARDs 治疗；若使用一种 bDMARDs 治疗无效，可换用另一种作用机制不同的 bDMARDs 治疗；对于经 bDMARDs 治疗后获得持续缓解的患者，不推荐直接停药；对于疾病持续缓解至少 6 个月的患者，可考虑逐渐减少 bDMARDs 剂量或延长用药间隔；若 bDMARDs 减量治疗后患者疾病复发，则须根据患者病情重新制定治疗方案。

11. 推荐意见十一

对于 AS 患者的葡萄膜炎治疗，风湿科医师应与眼科医师密切合作；若需使用 bDMARDs 治疗，优先选用抗肿瘤坏死因子 -α 单克隆抗体。

12. 推荐意见十二

对于 AS 患者的炎症性肠病，在炎症性肠病稳定期，必要时可短期使用环氧化酶 -2 抑制剂治疗；若需使用 bDMARDs 治疗，优先选用抗肿瘤坏死因子 -α 单克隆抗体；应避免使用司库奇尤单抗和依奇珠单抗治疗炎症性肠病；

13. 推荐意见十三

应在积极控制 AS 病情的基础上，通过抗骨质疏松治疗纠正患者异常的骨代谢状态；对于合并骨质疏松的 AS 患者，建议每年复测 1 次骨密度并评估其跌倒风险，每 2 年复查 1 次胸腰椎 X 片；若患者突发难以用炎性腰背痛解释的疼痛，须优先排除骨折。

14. 推荐意见十四

一旦发现 AS 患者有抑郁情绪，应及时进行量表筛查或请心理科医师协助诊治，必要时予以药物治疗。

二、强直性脊柱炎合并心血管疾病的背景

与普通人群相比，AS 患者总死亡率是预期死亡率的 1.5 倍。相关队列研究报告男性 AS 患者标准化死亡率显著增加，但女性并未显著增加，其中 CVD 是最常见的死亡原因。Haroon 等人对 21 473 例 AS 患者和 86 606 例对照人群进行了研究，结果发现：血管性死亡结局的校正 HR 为 1.36，同时，脑血管和 CVD 死亡的 HR 也显著升高（1.60 和 1.35）。血管性死亡的风险因素包括增龄、男性、低收入、痴呆、慢性肾脏疾病、外周血管疾病和 65 岁以上人群缺乏非甾体抗炎药使用。在亚洲的一项大型队列研究中，AS 患者充血性心力衰竭发病和死亡的调整 HR 分别为 2.28 和 1.66。

AS 患者最常见的心脏损伤是非缺血性心脏表现，主要包括传导异常、心律失常和瓣膜病的舒张功能障碍。在 AS 患者中，以主动脉根部和升主动脉炎症为主要形式的主动脉受累，有时会导致瓣膜功能不全。然而，AS 患者主动脉受累的数据多来自于小型横断面研究。Bengtsson 等人在一项前瞻性研究中评估了 AS 患者的主动脉瓣返流，结果发现，与普通人群相比，AS 患者主动脉瓣返流校正 HR 为 1.9；此外，与普通人群相比，AS 患者房颤、房室传导阻滞和起搏器依赖的发生率增加。然而，大多数研究也发现 AS 与缺血性心脏病的发生风险密切相关。2018 年的一项系统评价发现，AS 患者心肌梗死发生率为 2.6%，显著高于普通人群；这一比例也与 AS 患者心力衰竭风险增加大致相符。

与 RA 患者类似，AS 患者额外的 CVD 风险可能并不只是与传统的 CVD 危险因素相关，其他的 AS 相关的因素也必须要考虑。吸烟、血脂异常、高血压、纤维蛋白原水平升高、血小板数量增加和高凝状态可能是 CVD 风险增加的原因。此外，体力活动减少、HLA-B27 的存在和炎症可能也是其原因。DMARDs 是否增加 AS 患者的 CVD 风险，目前尚无定论，使用甲氨蝶呤、柳氮磺胺吡啶可能升高半胱氨酸水平，造成人体损害，但同时又能减轻炎症。此外，大剂量长程使用糖皮质激素可能造成代谢紊乱，而规律长时间使用非甾体类抗炎药则对心血管事件有一定预防作用。

三、强直性脊柱炎合并心血管疾病的循证诊疗

2009 年，EULAR 特别工作组召开会议，对 AS 患者 CVD 风险的现有证据进行了严格

评估。该工作组制订了10项关于筛查和识别CVD风险因素以及管理的建议。

使用Framingham和SCORE评分预测CVD事件的10年风险时，当非致命CVD事件的10年风险为10%或致命CVD事件的10年风险为5%以上时，建议改变生活方式并使用降脂药物治疗。欧洲心脏病学会关于CVD预防的指南也建议对高血压进行CVD风险分层。抗高血压药物的应用取决于高血压的级别和CVD风险。建议对3级高血压患者，以及2级和1级高血压伴高CVD风险的患者进行药物治疗。

很少有风险预测模型评估AS患者的CVD风险。因此，2009年，EULAR工作组提倡对AS患者的风险预测模型使用1.5倍的乘数。基于以上考虑，EULAR于2010年及2017年发布了相关推荐意见，详解如下（表9-2）。

表9-2 AS合并CVD的诊疗意见

总体原则
A. 临床医生应该意识到，与一般人群相比，AS患者的CVD风险可能更高
B. 风湿病医师应确保对AS患者进行CVD风险管理
C. 非甾体类抗炎药和糖皮质激素的使用应符合EULAR和脊柱关节炎国际评估协会的特定治疗建议

推荐意见	证据级别	推荐强度
应尽量控制疾病活动性，以降低AS患者的CVD风险	2b~3	B
建议对所有AS患者至少每5年进行一次CVD风险评估，并应在抗风湿治疗发生重大变化后重新考虑	3~4	C
AS患者的CVD风险评估应根据国家指南进行，如果没有国家指南，则应使用SCORE风险预测模型	3~4	C~D
总胆固醇和高密度脂蛋白胆固醇应用于AS的CVD风险评估，理想情况下应在疾病活动稳定时测量。非空腹血脂完全可以接受。	3	C
生活方式建议强调健康饮食、定期锻炼和戒烟的益处	3	C
CVD风险管理应根据AS的国家指南进行，抗高血压药和他汀类药物可用于一般人群	3~4	C~D
非甾体类抗炎药应作为AS治疗的一线药物，对合并CVD或存在CVD风险因素的患者需要临床监测	3~4	C~D
对于长期治疗，糖皮质激素的剂量应保持在最低限度，如果病情缓解或病情活动度低，应尝试减少糖皮质激素的用量；应定期检查继续糖皮质激素治疗的原因	3~4	C

（一） 基本原则

（1）临床医生应该意识到，与普通人群相比，AS患者的CVD风险可能更高。

最近的研究显示，AS患者的标准化死亡率增加60%~90%。与对照组相比，AS患者的心源性死亡和CVD风险增加。此外，血脂异常、高血压、糖尿病、颈动脉内膜中层厚度增加和动脉粥样硬化斑块均已被研究报道。值得注意的是，目前尚不清楚主动脉瓣功能障碍和传导障碍在多大程度上影响CVD风险。总体而言，AS与CVD之间关系的证据明显少于RA和PsA。

（2）风湿病学家应确保对AS患者进行CVD风险管理。

CVD风险管理人员可能包括风湿病学家以外的医疗保健专业人员。在临床实践中，并不总是清楚谁负责AS患者的CVD风险评估和管理，因此建议治疗风湿病的医生应确保定期进行CVD风险评估和管理，应记录谁在执行，并应确保患者意识到定期风险评估的必要性。

（3）非甾体类抗炎药和糖皮质激素的使用应符合EULAR和国际脊柱关节炎评估协会的特定治疗建议。

非甾体类抗炎药和糖皮质激素常用于治疗AS，这些药物可有效降低疾病活动度并控制炎症。然而，这两种治疗方案都与CVD风险增加有关。由于这些药物在应对AS患者的疾病活动中通常是不可或缺的，故应在个体水平上评估使用情况。此外，降低疾病活动度可能对CVD风险具有有益影响。因此，工作组建议根据特定治疗指南使用非甾体类抗炎药和糖皮质激素。

（二） 推荐意见

1. 推荐意见一

应控制疾病活动度，以降低所有AS患者的CVD风险。

AS炎症活动与CVD风险相关性的证据较少。以下观点需要重视：长期频繁使用非甾体类抗炎药可能会减少AS患者的CVD风险；然而，不频繁使用非甾体类抗炎药仍具有较高的短期风险；小剂量糖皮质激素长期治疗期间的不良反应是有限的，对骨密度、血脂、血糖和体重指数可能无不良影响；TNFi可能减轻AS患者的动脉粥样硬化，改善血脂与脂蛋白水平，其中，英夫利西单抗治疗可能在不改变胰岛素抵抗的情况下降低血压，降低CVD风险。鉴于目前证据有限，不能得出炎症活动与CVD风险关系的肯定答案，但考虑到共同的致病机制，降低AS患者的炎症负荷可能会降低CVD风险。

2. 推荐意见二

建议对所有 AS 患者至少每 5 年进行一次 CVD 风险评估，并应在抗风湿治疗发生重大变化后重新评估。

建议对所有 AS 患者至少每 5 年进行一次心血管风险评估，以便在出现症状时开始提供生活方式建议和 CVD 预防治疗。过去每年筛查 AS 患者 CVD 风险的建议现已改为每 5 年筛查一次。目前，没有证据表明，与 5 年风险评估相比，每年 1 次的 CVD 风险评估可使 AS 患者的 CVD 死亡率或发病率显著降低。应向所有人推荐健康的生活方式。在抗风湿治疗发生重大改变后，应重新考虑 CVD 风险评估。

3. 推荐意见三

AS 患者的 CVD 风险评估应根据国家指南进行，如果没有国家指南，则应使用 SCORE 风险预测模型。

疾病特异性 CVD 风险模型预测 AS 患者 CVD 风险的有效性的证据很少，因此目前建议根据一般人群指南进行风险评估。

4. 推荐意见四

总胆固醇和高密度脂蛋白胆固醇水平应用于 AS 的 CVD 风险评估，理想情况下应在疾病活动稳定或缓解时测量。

由于脂质成分似乎会因疾病活动和药物治疗而改变，因此最好在患者病情稳定或缓解时进行脂质谱评估。最后，胆固醇和高密度脂蛋白胆固醇可以在非空腹状态下测量。

5. 推荐意见五

应强调健康饮食、定期锻炼和戒烟的益处。

目前并没有新的、强有力的证据表明吸烟会增加 AS 患者的 CVD 风险，但仍然建议患者戒烟。2009 年的建议没有讨论饮食或运动。一项系统评价发现体力运动是治疗 AS 的一种有用的方法，但应该在物理治疗师的监督下施行；在将来，水疗或整体姿势再教育可能也有一定作用。没有具体证据表明饮食调整对 AS 患者 CVD 风险的影响，但我们建议将健康饮食作为健康生活方式指导的一部分。

6. 推荐意见六

CVD 风险管理应根据 AS 的国家指南进行，抗高血压药和他汀类药物的应用可遵循一般人群的建议。

高血压是导致 AS 患者 CVD 风险增加的主要可变风险因素。有几种机制可能导致高血压，包括使用某些抗风湿药物，如糖皮质激素、非甾体类抗炎药、环孢素和来氟米特。对于高血压的管理，没有证据表明 AS 患者的治疗阈值应与一般人群不同。也没有证据表明 ACEI 和 ARB 应该是使用某些抗风湿药物的患者控制高血压的首选药物。重要的是要认识到，AS 患者的高血压可能存在诊断不足和治疗不足的情况。

已有几项研究评估了他汀类药物在 AS 患者中的疗效，但是这些研究并未得出终点的益处。鉴于 AS 患者整体的 CVD 风险，仍然建议使用他汀类药物。

7. **推荐意见七**

非甾体类抗炎药应作为 AS 治疗的一线药物，对合并 CVD 或存在 CVD 风险因素的患者需要进行临床监测。

对于 AS 患者，ASAS/EULAR 建议将非甾体类抗炎药作为一线药物治疗，与按需应用相比，长期持续应用非甾体抗炎药可预防和阻止 AS 中的新骨形成。尤其是选择性 COX-2 抑制剂不仅具有较强的抗炎作用，还可预防和阻止 AS 影像学进展。但是，需要对 AS 合并 CVD 患者使用非甾体类抗炎药进行个体化临床评价。

8. **推荐意见八**

对于长期治疗，糖皮质激素的剂量应保持在最低限度，如果病情缓解或病情活动度低，应尝试减少糖皮质激素的用量；应定期检查继续使用糖皮质激素治疗的原因。

糖皮质激素能迅速、有效地减轻类结缔组织疾病的炎症反应，但它们也与 CVD 风险增加有关。相对较高的日剂量、较高的累积剂量和较长的用药时间（以年为单位）似乎与更高的 CVD 风险相关。减轻严重炎症的益处可能抵消使用糖皮质激素的不利心血管效应，即糖皮质激素可能有助于消除炎症对心血管系统的有害影响，但它们仍然会对 CVD 风险产生不利影响。总而言之，从预防 CVD 的角度来看，在治疗活动期 AS 时，应尽可能在短期内开出最低有效剂量的糖皮质激素。

四、未解决的几个问题

AS 治疗中未解决的几个问题如下。

①我们能否对目前的 CVD 风险模型进行调整，以改善对 AS 患者 CVD 风险的估计？②与普通人群相比，脊柱关节病或无影像学轴向脊柱关节炎患者的 CVD 风险有多高？③强化抗炎治疗对 AS 患者 CVD 风险的获益/风险比是多少？④非甾体类抗炎药治疗如何影响 AS 患者？⑤脊柱关节病患者的 CVD 风险增加是否独立于传统的风险因素？脊柱关节病患者的 CVD 风险与炎症之间的关系是什么？⑥在 AS 患者中，血压和血脂的治疗目标是否应该与普通人群不同？⑦脊柱关节病患者心脏异常（包括主动脉瓣功能障碍和传导障碍）的患病率是否增加，这如何影响总体 CVD 风险？⑧抗风湿药物的不同作用方式对 CVD 风险的影响是什么？⑨在接受稳定 DMARD 治疗的 AS 患者中，残留疾病活动与 CVD 风险之间的关系是什么？⑩测量 AS 患者的脂质亚颗粒对估计 CVD 风险是否有额外价值？⑪颈动脉超声测量 cIMT 和揭示 AS 患者存在动脉粥样硬化斑块对 CVD 风险评估的附加价值是什

么？我们应该在哪些（亚）人群中进行这项研究？⑫新的生物标志物对 CVD 风险预测的额外价值是什么？⑬对 AS 患者实施生活方式改变和教育的最佳技术是什么？⑭在减少致命性和非致命性 CVD 事件数量方面，干预措施是否具有成本效益？⑮AS 患者静脉血栓事件的患病率是否增加？如果是，其内在机制是什么？⑯从 CVD 的角度来看，我们应该持续还是间歇性地用非甾体类抗炎药治疗 AS 患者？

参考文献

[1] 北京中西医结合学会风湿病分会. 强直性脊柱炎中西医结合医疗质量控制指标专家共识（2021版）[J]. 中日友好医院学报, 2021, 35（2）: 67 - 69.

[2] 中国中西医结合学会标准化技术委员会《强直性脊柱炎中西医结合诊疗指南》编写专家组. 强直性脊柱炎中西医结合诊疗指南 [J]. 上海医药, 2023, 44（13）: 23 - 30, 43.

[3] BRAUN J, VAN DEN BERG R, BARALIAKOS X, et al. 2010 update of the ASAS/EULAR recommendations for the management of ankylosing spondylitis [J]. Annals of The Rheumatic Diseases, 2011, 70 (6): 896 - 904.

[4] BAI YC, LIU CH, LEONG PY, et al. The risk of major adverse cardiovascular events in ankylosing spondylitis patients with a history of acute anterior uveitis: A nationwide, population - based cohort study [J]. Frontiers in Medicine, 2022, 9: 884800.

[5] NURMOHAMED MT, VAN DER HORST - BRUINSMA I, MAKSYMOWYCH WP. Cardiovascular and cerebrovascular diseases in ankylosing spondylitis: current insights [J]. Current Rheumatology Reports, 2012, 14: 415 - 421.

[6] FAKIH O, DESMARETS M, MARTIN B, et al. Impact of NSAIDs on 8 - year cumulative incidence of major cardiovascular events in patients with ankylosing spondylitis: a nationwide study [J]. Rheumatology, 2023, 62 (10): 3317 - 3322.

[7] BIESBROEK PS, HESLINGA SC, KONINGS TC, et al. Insights into cardiac involvement in ankylosing spondylitis from cardiovascular magnetic resonance [J]. Heart, 2017, 103 (10): 745 - 752.

[8] HESLINGA SC, VAN DEN OEVER IA, VAN SIJL AM, et al. Cardiovascular risk management in patients with active ankylosing spondylitis: a detailed evaluation [J]. BMC Musculoskeletal Disorders, 2015, 16: 1 - 8.

[9] RUEDA - GOTOR J, LLORCA J, CORRALES A, et al. Carotid ultrasound in the cardiovascular risk stratification of patients with ankylosing spondylitis: results of a population - based study [J]. Clin Exp Rheumatol, 2016, 34 (5): 885 - 92.

[10] HAROON NN, PATERSON JM, LI P, et al. Patients with ankylosing spondylitis have increased cardiovascular and cerebrovascular mortality: a population-based study [J]. Annals of Internal Medicine, 2015, 163 (6): 409-416.

[11] LIEW JW, RAMIRO S, GENSLER LS. Cardiovascular morbidity and mortality in ankylosing spondylitis and psoriatic arthritis [J]. Best Practice & Research Clinical Rheumatology, 2018, 32 (3): 369-389.

[12] BENGTSSON K, FORSBLAD-D'ELIA H, LIE E, et al. Are ankylosing spondylitis, psoriatic arthritis and undifferentiated spondyloarthritis associated with an increased risk of cardiovascular events? A prospective nationwide population-based cohort study [J]. Arthritis Research & Therapy, 2017, 19: 1-12.

[13] SOROUSH M, MOMINZADEH M, GHELICH Y, et al. Investigation of cardiac complications and their incidence in patients with ankylosing spondylitis [J]. Medical Archives, 2016, 70 (1): 35.

[14] MAGIOUF KS, FRAGIADAKI K, CHARPIDOU A, et al. Impact of biologic therapies on risk of adverse cardiovascular events in patients with Ankylosing Spondylitis or Psoriatic Arthritis: A systematic literature review [J]. ARP Rheumatology, 2023, 2 (1): 53-63.

[15] OZKAN Y. Cardiac involvement in ankylosing spondylitis [J]. Journal of Clinical Medicine Research, 2016, 8 (6): 427.

[16] HATIPSOYLU E, ŞENGüL ?, KAYA T, et al. Assessment of subclinical atherosclerotic cardiovascular disease in patients with ankylosing spondylitis [J]. Anatolian Journal of Cardiology, 2019, 22 (4): 185.

[17] GOSSEC L, DOUGADOS M, PHILLIPS C, et al. Dissemination and evaluation of the ASAS/EULAR recommendations for the management of ankylosing spondylitis: results of a study among 1507 rheumatologists [J]. Annals of The Rheumatic Diseases, 2008, 67 (6): 782-788.

[18] RAMIRO S, NIKIPHOROU E, SEPRIANO A, et al. ASAS-EULAR recommendations for the management of axial spondyloarthritis: 2022 update [J]. Annals of The Rheumatic Diseases, 2023, 82 (1): 19-34.

第十章

银屑病关节炎合并心血管疾病的循证诊疗

银屑病关节炎（psoriatic arthritis，PsA）是银屑病的一种形态，属于自身免疫性关节病的一种。流行病学研究表明PsA患病率为8%~13%。大多数PsA在皮肤症状出现后发生，主要影响外周关节、脊柱和/或骶髂关节，一些患者出现侵袭性症状，导致快速进展的关节破坏和畸形。PsA起始于附着点炎，并进展为滑膜炎和腱鞘炎。PsA诊断和治疗延迟可能会导致不可逆的关节破坏和畸形。

与其他自身免疫性关节病类似，PsA也常累及全身多个系统，其中，心血管系统常受累，出现动脉粥样硬化性CVD。中华风湿病学分会在《银屑病关节炎诊断及治疗指南》中提及："接近4%患者出现主动脉瓣关闭不全，常见于疾病晚期，另有心脏肥大和传导阻滞等。"近年来，国际上对PsA合并CVD的关注度逐渐增高。本章主要阐述PsA合并CVD的循证诊疗。

一、银屑病关节炎的循证诊疗

（一）诊断意见

PsA起病隐袭，约1/3呈急性发作，起病前常无诱因。关节症状多种多样，除四肢外周关节病变外，部分可累及脊柱。受累关节疼痛、压痛、肿胀、晨僵和功能障碍。本病依据临床特点分为5种类型：单关节炎或少关节炎型、远端指间关节炎型、残毁性关节炎型、对称性多关节炎型，以及脊柱关节病型，60%类型间可相互转化，合并存在。PsA还可以导致多种形式的皮肤病变，存在银屑病是与其他自身免疫性关节病的重要区别。大部分患者中，皮肤病变严重性和关节炎症严重程度无直接关系，仅在35%的患者中二者相关。另外，约80%PsA患者有指/趾甲病变，而无关节炎的银屑病患者指趾甲病变率为20%，其常见表现为顶针样凹陷，炎症远端指间关节的指甲有多发性凹陷是PsA的特征性变化。其他可能出现的全身症状包括眼部、消化道及心脏病变。

皮肤银屑病是 PsA 的重要诊断依据，而指/趾甲病变是银屑病可能发展为 PsA 的重要临床表现。PsA 的关节表现主要是：累及 1 个或多个关节，以指关节、跖趾关节等手足小关节为主，远端指间关节最易受累，常不对称，关节僵硬、肿胀、压痛和功能障碍；而脊柱病变可造成腰背痛和脊柱强直等症状。其周围关节炎影像学表现为：周围关节骨质有破坏和增生；末节指/趾骨远端有骨质溶解、吸收，而基底有骨质增生；可有中间指骨远端因侵蚀破坏变尖和远端指骨骨质增生，两者造成铅笔帽样畸形或望远镜样畸形；受累指间关节间隙变窄、融合、强直和畸形；长骨骨干绒毛状骨膜炎。中轴关节炎则表现为：不对称骶髂关节炎，关节间隙模糊、变窄、融合；椎间隙变窄、强直，不对称性韧带骨赘形成，椎旁骨化，其特点是相邻椎体的中部之间的韧带骨化形成骨桥，并呈不对称分布。

银屑病患者有上述炎性表现即可诊断为 PsA。部分 PsA 患者银屑病出现在关节炎后，此类患者的诊断较困难，应注意临床和放射学线索，如银屑病家族史、隐蔽部位的银屑病变、受累关节部位、脊柱关节病等，并排除其他疾病。

PsA 的诊断标准目前尚未统一，较简单而实用的标准有 Moll 和 Wright 的 PsA 分类标准，具体如下。

①至少有 1 个关节炎并持续 3 个月以上；②至少有银屑病皮损和（或）1 个指（趾）甲上有 20 个以上顶针样凹陷的小坑或甲剥离；③血清 IgM 型类风湿因子阴性（滴度 < 1∶80）。

（二）治疗意见

PsA 的治疗目的在于缓解疼痛和延缓关节破坏，应兼顾治疗关节炎和银屑病皮损，治疗方案应因人而异。一般治疗包括适当休息，避免过度疲劳和关节损伤，注意关节功能锻炼，忌烟、酒和刺激性食物，药物治疗参照 RA。非甾体抗炎药适用于轻、中度活动性关节炎者，具有抗炎、止痛、退热和消肿作用，但对皮损和关节破坏无效。治疗剂量应个体化，只有在一种非甾体类抗炎药足量使用 1~2 周无效后才更改为另一种；避免两种或两种以上非甾体类抗炎药同时服用，因疗效不叠加，且不良反应增多；老年人宜选用半衰期短的非甾体类抗炎药，对有消化道溃疡病史的患者，宜服用选择性 COX-2 抑制剂以减少胃肠道的不良反应。单用一种 DMARD 无效时也可联合用药，以甲氨蝶呤作为联合治疗的基本药物。糖皮质激素用于病情严重、一般药物治疗不能控制时，由于不良反应大、突然停用可诱发严重的银屑病，且停用后易复发，因此一般不选用，也不长期使用。近年来用生物制剂治疗 PsA 已有大量报道，也取得了很好的疗效，也可与甲氨蝶呤合用。此外，一些物理疗法和皮肤外用药也被使用。对已出现关节畸形伴功能障碍的患者考虑外科手术治疗，如关节成形术等。

（三）治疗方案

银屑病和 PsA 研究与评估组（GRAPPA）的 PsA 治疗方案见图 10-1。

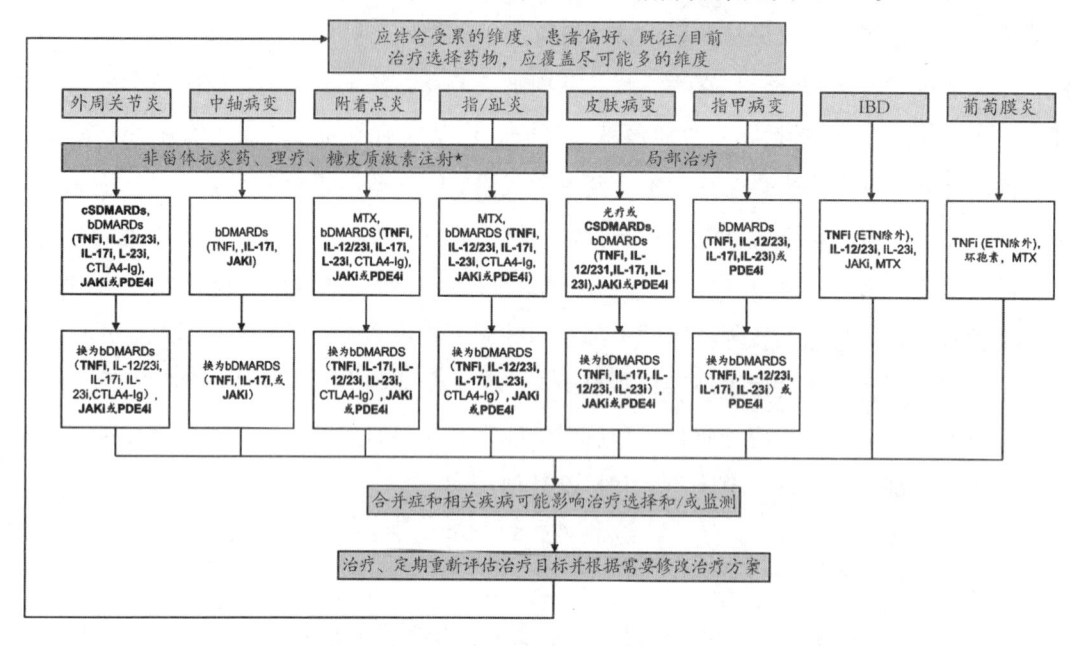

图 10-1 GRAPPA 的 PsA 治疗方案

（1）应针对每个维度进行疾病活动性评价，并考虑合并症、既往治疗和患者偏好；

（2）应定期重新评估治疗效果和耐受性，并适当调整治疗方法；

（3）粗体表示强烈推荐，标准文本表示有条件推荐，星号表示仅基于摘要数据的有条件推荐。

CTLA4-Ig，CTLA4-免疫球蛋白融合蛋白；csDMARD，传统合成 DMARD；ETN，依那西普；GC，糖皮质激素；JAKi，JAK 抑制剂；MIX，甲氨蝶呤；PDE4i，磷酸二酯酶 4 抑制剂；IBD，炎症性肠病。

（四）推荐意见

近年来，关于 PsA 的相关诊疗指南层出不穷，但总体而言，证据级别均较低。鉴于指南的及时性和权威性，本章中推荐意见来自 EULAR。

总体原则主要是以下几条：PsA 是一种异质性、可进展为重症的疾病，需要多学科讨论治疗；PsA 患者的治疗应以最佳医疗护理为目标，必须建立在患者和风湿病专家考虑疗效、安全性和费用后共同决策的基础上；风湿病医师应主要负责处理 PsA 患者的肌肉骨骼症状，当出现严重的皮肤病变时，风湿病医师应当联合皮肤科医师共同诊治、管理患者；PsA 患者治疗的主要目标是通过控制症状、防止结构损伤、恢复患者正常关节功能和社会活动，最大程度提高生活质量，而抗炎治疗是达到这些目标的重要组成部分；在治疗 PsA 患者时，应考虑每一种肌肉骨骼症状，并做出相应的治疗决策；在治疗 PsA 患者时，应考虑非肌肉骨骼症状（皮肤、眼睛和胃肠道），同时也应考虑如代谢综合征、CVD 或抑郁症等合并症。

以下为具体推荐意见。

1. 推荐意见一

应定期评估疾病活动度，适当调整治疗方案，达到缓解或低疾病活动度的目标。

2. 推荐意见二

非甾体抗炎药可用于缓解肌肉骨骼症状和体征。

3. 推荐意见三

应考虑局部注射糖皮质激素作为 PsA 的辅助治疗；也可使用最低有效剂量，谨慎地全身应用糖皮质激素。

4. 推荐意见四

对于多关节炎患者，应迅速开始应用 csDMARDs，对于有相关皮肤受累的患者，应首选甲氨蝶呤。

5. 推荐意见五

对于单关节炎或寡关节炎患者，尤其有预后不良因素如结构损伤、高血沉/C 反应蛋白、趾/指炎或指甲受累者，应考虑使用 csDMARDs。

6. 推荐意见六

对于有外周关节炎且至少对一种传统合成改善病情抗风湿药反应不佳的患者，应开始使用 bDMARDs 进行治疗；当有相关皮肤受累时，可优先选用白介素-17 抑制剂或白介素-12/23 抑制剂。

7. 推荐意见七

对于有外周关节炎且对至少一种 csDMARDs 和至少一种 bDMARDs 反应不佳，或不适用 bDMARDs 的 PsA 患者，可考虑使用酪氨酸激酶抑制剂。

8. 推荐意见八

对至少一种 csDMARDs 反应不佳的轻度疾病患者，在 bDMARDs 和酪氨酸激酶抑制剂均不适用时可考虑使用磷酸二酯酶-4（PDE4）抑制剂。

9. 推荐意见九

有明确的附着点炎且对非甾体抗炎药或局部注射糖皮质激素反应不佳的患者，应考虑使用 bDMARDs 治疗。

10. 推荐意见十

对非甾体抗炎药反应不佳的活动性中轴型疾病的患者，应考虑使用 bDMARDs 治疗，根据目前临床实践，优先选用一种肿瘤坏死因子抑制剂；当有相关皮肤受累时，可能优先选用白介素-17 抑制剂。

11. 推荐意见十一

对某种 bDMARDs 反应不佳或不耐受的患者，应考虑换用另一种 bDMARDs 或靶向合成改善病情抗风湿药（tsDMARD），包括同一类型中的换用。

12. 推荐意见十二

对于持续缓解的患者，可考虑谨慎地逐渐减少 DMARDs 用量。

二、银屑病关节炎合并心血管疾病的背景

PsA 是一种慢性、炎症性和免疫介导的疾病，影响多达 30% 的银屑病患者。与一般人群相比，PsA 患者的 CVD 发病风险及死亡风险增加。一项英国研究队列的结果显示，2002 年至 2012 年接受 TNFi 治疗的重度 PsA 患者的全因死亡率增加，尤其是冠心病死亡率高于一般人群。一项前瞻性的全国性队列研究探讨了 2001—2009 年瑞典人群中 AS、PsA 和未分化脊柱炎患者首次发生急性冠脉综合征、卒中和静脉血栓栓塞的风险，随访 6 年，结果提示急性心肌梗死、卒中、静脉血栓事件的年龄和性别标准化年发病率在 PsA 患者中分别为 5.4/1 000、5.9/1 000 和 3.2/1 000，而在普通对照人群中为 3.2/1 000、4.7/1 000 和 2.2/1 000。然而，一些研究中却得出了相反的结论，例如在一项随访近 40 年的加拿大 PsA 队列研究中，患者死亡的主要原因包括恶性肿瘤和急性心肌梗死，但并不高于一般人群的死亡率；英国的一项大型的纵向队列研究纳入了 8 706 名 PsA 患者，41 752 名 RA 患者和 81 573 名匹配的对照组。该研究显示 RA 患者的 CVD 死亡率增加，但 PsA 患者的 CVD 死亡率并未增加。这些研究存在矛盾结论可能与 PsA 定义、患者人群、疾病严重程度、疾病持续时间、研究设计和治疗的差异有关。

PsA 常合并多种 CVD，包括缺血性心脏病、心绞痛、心肌梗死、短暂性脑缺血发作、外周动脉疾病、脑卒中、充血性心力衰竭。传统的 CVD 危险因素（肥胖、高血压、糖尿病、血脂异常、代谢综合征、吸烟）与 PsA 合并 CVD 有关，与无 CVD 危险因素的 PsA 患者相比，具有更多 CVD 危险因素的 PsA 患者显示出更高的疾病活动度。一项前瞻性的队列研究对 1978 年至 2013 年在一家大型诊所招募的 PsA 患者进行分析，每隔 6 至 12 个月对受试者进行随访。在随访期内，共发生了 104 例心血管事件。70 岁以上的患者当中有 20%~30% 发生心血管事件。在多因素分析中，高血压（$RR = 1.81$）、糖尿病（$RR = 2.72$）和 PsA 累及指节数（$RR = 1.20$）是主要心血管事件的独立预测因素。另一项丹麦的大型前瞻性队列研究探讨了 PsA 患者心肌梗死风险的危险因素，纳入了 8 071 名 PsA 患者和 4 348 857 名普通对照人群，结果提示 PsA 病程与心肌梗死风险显著相关，其调整后

HR 为 1.02；按病程短（<2 年）和长（≥2 年）分层，调整后的 HR 分别为 0.96 和 1.29，这些结果提示随着 PsA 病程延长，心肌梗死的风险增加。总的来说，这些研究表明 PsA 患者的 CVD 危险因素可能同时包括传统的 CVD 危险因素和与 PsA 自身相关的因素。

三、银屑病关节炎合并心血管疾病的循证诊疗

2009 年，EULAR 工作组提出了关于 PsA 合并 CVD 的诊疗意见，详解如下（表 10-1）。

表 10-1 EULAR 工作组关于 PsA 合并 CVD 的诊疗意见

总体原则
A. 临床医生应该意识到，与一般人群相比，PsA 患者的 CVD 风险可能更高
B. 风湿病医师应确保对 PsA 患者进行 CVD 风险管理
C. 非甾体类抗炎药和皮质类固醇的使用应符合 EULAR 和脊柱关节炎国际评估协会的特定治疗建议

推荐意见	证据级别	推荐强度
1. 应最佳控制疾病活动性，以降低 PsA 患者的 CVD 风险	2b~3	B
2. 建议对所有 PsA 患者至少每 5 年进行一次 CVD 风险评估，并应在抗风湿治疗发生重大变化后重新考虑	3~4	C
3. PsA 患者的 CVD 风险评估应根据国家指南进行，如果没有国家指南，则应使用 SCORE 风险预测模型	3~4	C~D
4. 总胆固醇和高密度脂蛋白胆固醇应用于 PsA 的 CVD 风险评估，理想情况下应在疾病活动稳定时测量。非空腹血脂完全可以接受	3	C
5. 生活方式建议强调健康饮食、定期锻炼和戒烟的益处	3	C
6. CVD 风险管理应根据 PsA 的国家指南进行，抗高血压药和他汀类药物可用于一般人群	3~4	C~D
7. PsA 患者应谨慎使用非甾体类抗炎药处方，尤其是有记录的 CVD 或存在 CVD 风险因素的患者	3~4	C~D
8. 对于长期治疗，糖皮质激素的剂量应保持在最低限度，如果病情缓解或病情活动度低，应尝试减少糖皮质激素的用量；应定期检查继续糖皮质激素治疗的原因	3~4	C

（一）基本原则

（1）临床医生应该意识到，与一般人群相比，PsA 患者的 CVD 风险更高。

与普通人群相比，PsA 患者的全因死亡率和心肌梗死发病率明显增加。同时，几乎所有的研究都提示 PsA 患者的 CVD 风险也高于一般人群。数项基于大样本人群的系统评价提示，与一般人群相比，PsA 患者的 CVD 发病率增加了 50% 左右，且与 RA、AS 及糖尿病患者相比，PsA 患者的 CVD 风险相似。

（2）风湿病学专家应确保对 PsA 患者进行 CVD 风险管理。

CVD 风险管理人员可能包括风湿病学专家以外的医疗保健专业人员。建议治疗风湿病的医生应确保定期进行 CVD 风险评估和管理，应记录谁在执行，并应确保患者意识到定期风险评估的必要性。

（3）非甾体类抗炎药和糖皮质激素的使用应符合 EULAR 和 ASAS 的特定治疗建议。

非甾体抗炎药和糖皮质激素常用于治疗炎症性关节炎，这些药物可有效降低疾病活动度和炎症。然而，这两种治疗方案都与 CVD 风险增加有关。这些药物在应对 PsA 患者的疾病活动中通常是不可或缺的，应评估患者个体情况再使用。此外，降低疾病活动度可能对 CVD 风险具有有益影响。因此，建议根据治疗特定指南使用非甾体抗炎药和糖皮质激素。

（二）推荐意见

1. 推荐意见一

应控制疾病活动度，以降低 PsA 患者的 CVD 风险。

与 RA 患者相比，PsA 患者的炎症和 CVD 风险相关性的证据较少。降低 PsA 的炎症负荷也可能降低这些患者的 CVD 风险。因此，应将控制疾病活动度作为常规建议，预计这将降低 PsA 患者的 CVD 风险。

2. 推荐意见二

建议对所有 PsA 患者至少每 5 年进行 1 次 CVD 风险评估。

建议对所有 PSA 患者至少每 5 年进行 1 次心血管风险评估，以便在出现症状时开始提供生活方式建议和 CVD 预防治疗。过去每年筛查 PsA 患者 CVD 风险的建议现已改为每 5 年筛查 1 次。

3. 推荐意见三

PsA 患者的 CVD 风险评估应根据国家指南进行，如果没有国家指南，则应使用 SCORE 风险预测模型。

有研究者验证了 SCORE、CUORE、FRS、QRISK2 和 RRS 等评分在 PsA 患者中的效果，结果显示 SCORE、CUORE 和 RRS 的模型拟合较差；根据 EULAR 的建议对算法进行改编并没有提高这些评分对 PsA 辨别能力和校准能力；高达 80% 的心血管事件发生在"低风险"患者中，高达 93% 的心血管事件发生在"低-中风险"患者中。另外一个研究也根据 EULAR 推荐的评分表评估无明显 CVD 或无典型动脉粥样硬化危险因素的 PsA 患者的 CVD 风险，研究分析了 SCORE 评分与这些患者的临床血清学资料之间的关系，结果提示仅使用 SCORE 评分可能低估了无临床明显 CVD 或典型动脉粥样硬化危险因素的 PsA 患者的 CVD 风险。在这些患者中，病程和 C 反应蛋白可能有助于建立更好的实际 CVD 风险分层系统。

4. 推荐意见四

总胆固醇和高密度脂蛋白胆固醇应用于 PsA 患者的 CVD 风险评估，理想情况下应在疾病病情稳定或缓解时测量脂质水平。

关于 PsA 患者的血脂水平和 CVD 风险之间关系的研究较少。在 PsA 患者中，血脂谱的特征是相当有争议的。虽然一些研究评估了 PsA 患者的血脂谱，但还没有高水平的证据。一些研究在 PsA 患者中发现胆固醇和甘油三酯水平升高与亚临床动脉粥样硬化相关。也有研究发现活动期关节疾病患者的低密度脂蛋白胆固醇分布发生了显著变化，低密度脂蛋白胆固醇-1、2 水平降低，低密度脂蛋白胆固醇-3 水平升高。此外，高密度脂蛋白胆固醇水平也显著降低了，特别是高密度脂蛋白胆固醇-3，这一点很重要，因为与其他高密度脂蛋白胆固醇亚类相比，高密度脂蛋白胆固醇-3 对动脉粥样硬化的保护作用较小。活动期 PsA 患者的血脂异常似乎更为突出，这表明炎症与血脂谱之间存在潜在的联系。因此，控制疾病活动的药物对血脂谱可能有较大的影响。由于脂质成分水平似乎会因疾病活动和药物治疗而改变，故最好在患者病情稳定或缓解时进行脂质谱评估。最后，胆固醇和高密度脂蛋白胆固醇的测量在非空腹状态下是完全可以接受的。

5. 推荐意见五

应强调健康饮食、定期锻炼和戒烟的益处。

没有强有力的证据表明吸烟、体力运动及饮食调整对 PsA 患者的 CVD 风险的作用，因此，应根据相关国家指南给出戒烟、体力运动及饮食调整的建议。

6. 推荐意见六

CVD 风险管理应根据 PsA 的国家指南进行，抗高血压药和他汀类药物的使用可遵循一般人群的建议。

与一般人群或银屑病患者相比，PsA 患者的高血压患病率更高。Husted 等人发现 PsA 患者的高血压患病率为 37%，这与之前报道的 PsA 患者高血压患病率在 25% ~49% 的范围大致相当。在绝大多数研究中，与非 PsA 患者相比，PsA 患者的高血压患病率明显更高，即使在校正了传统的 CVD 危险因素、银屑病的持续时间和严重程度、用药史，以及其他合并症情况后，PsA 患者的高血压患病率也明显高于仅患有银屑病的患者。这一发现表明，与无关节炎的银屑病患者相比，慢性炎性关节疾病的额外负荷可能是 PsA 患者高血压患病率增加的原因。对于高血压的管理，没有证据表明 PsA 患者的治疗阈值应与普通人群不同。目前很少有研究评估他汀类药物在 PsA 患者中的疗效。

7. 推荐意见七

PsA 患者应谨慎使用非甾体抗炎药，尤其是存在 CVD 或 CVD 风险因素的患者。

非选择性非甾体抗炎药和其他抗炎药对 PsA 患者的 CVD 结局有不良影响。目前尚缺乏 PsA 合并 CVD 患者使用非甾体抗炎药的安全性数据。萘普生似乎并不增加 CVD 风险。一般而言，双氯芬酸禁用于已确诊的充血性心力衰竭（NYHA Ⅱ－Ⅳ级）、缺血性心脏病、外周动脉疾病或脑血管疾病患者，新证据支持对布洛芬的使用适用类似限制。

8. 推荐意见八

糖皮质激素长期治疗的剂量应保持在最低限度，如果病情缓解或疾病活动度低，应尝试减少糖皮质激素的用量；应定期检查继续糖皮质激素治疗的原因。

糖皮质激素可能有助于消除炎症对心血管系统的有害影响，但它们仍然会增加 CVD 风险。总而言之，从预防 CVD 的角度来看，在治疗活动期 PsA 时，应尽可能短期地开出最低有效剂量的糖皮质激素。

参考文献

[1] 刘汉雄,汪汉. 免疫性心脏病学 [M]. 成都：电子科技大学出版社，2020

[2] 中华医学会风湿病学分会. 银屑病关节炎诊断及治疗指南. 中华风湿病学杂志，2010，14（09）：631－633.

[3] 苏茵,王彩虹,高晋芳,等. 银屑病关节炎诊疗规范. 中华内科杂志，2022；61（2）：883－892.

[4] JAMNITSKI A, SYMMONS D, PETERS MJL, et al. Cardiovascular comorbiditiesin patients with psori-

atic arthritis: a systematic review [J]. Annals of The Rheumatic Diseases, 2013, 72 (2): 211-216.

[5] YANG Z, LIN N, LI L, et al. The effect of TNF inhibitors on cardiovascular events in psoriasis and psoriatic arthritis: an updated meta-analysis [J]. Clinical Reviews in Allergy & Immunology, 2016, 51: 240-247.

[6] VERHOEVEN F, PRATI C, DEMOUGEOT C, et al. Cardiovascular risk in psoriatic arthritis, a narrative review [J]. Joint Bone Spine, 2020, 87 (5): 413-418.

[7] POLACHEK A, TOUMA Z, ANDERSON M, et al. Risk of cardiovascular morbidity in patients with psoriatic arthritis: a meta-analysis of observational studies [J]. Arthritiscare & Research, 2017, 69 (1): 67-74.

[8] CHAMPS B, DEGBOé Y, BARNETCHE T, et al. Short-term risk of major adverse cardiovascular events or congestive heart failure in patients with psoriatic arthritis or psoriasis initiating a biological therapy: a meta-analysis of randomised controlled trials [J]. RMD open, 2019, 5 (1): e000763.

[9] AKHLAQ A, ALI HF, SHEIKH AB, et al. Cardiovascular diseases in the patients with psoriatic arthritis [J]. Current Problems in Cardiology, 2023, 48 (6): 101131.

[10] ZHENG Z, GUO Q, MA D, et al. Related risk factors and treatment management of psoriatic arthritis complicated with cardiovascular disease [J]. Frontiers in Cardiovascular Medicine, 2022, 9: 835439.

[11] COLACO K, LEE KA, AKHTARI S, et al. Targeted metabolomic profiling and prediction of cardiovascular events: a prospective study of patients with psoriatic arthritis and psoriasis [J]. Annals of the Rheumatic Diseases, 2021, 80 (11): 1429-1435.

[12] LAM S H M, CHENG I T, LI E K, et al. DAPSA, carotid plaque and cardiovascular events in psoriatic arthritis: a longitudinal study [J]. Annals of the Rheumatic Diseases, 2020, 79 (10): 1320-1326.

[13] PERSSON R, HAGBERG KW, QIAN Y, et al. The risks of major cardiac events among patients with psoriatic arthritis treated with apremilast, biologics, DMARDs or corticosteroids [J]. Rheumatology, 2021, 60 (4): 1926-1931.

[14] GIALOURI CG, FRAGOULIS GE. Cardiovascular disease in psoriatic arthritis: facts and unmet needs [J]. Rheumatology, 2022, 61 (4): 1305-1306.

[15] COATES L C, SORIANO ER, CORP N, et al. Group for Research and Assessment of Psoriasis and Psoriatic Arthritis (GRAPPA): updated treatment recommendations for psoriatic arthritis 2021 [J]. Nature Reviews Rheumatology, 2022, 18 (8): 465-479.

[16] GOSSEC L, SMOLEN JS, RAMIRO S, et al. European League Against Rheumatism (EULAR) recommendations for the management of psoriatic arthritis with pharmacological therapies: 2015 update [J]. Annals of The Rheumatic Diseases, 2016, 75 (3): 499-510.

第十一章
系统性硬化合并心血管疾病的循证诊疗

系统性硬化（systemic sclerosis，SSc），又称硬皮病，是一种复杂的异质性结缔组织疾病，其特征为细胞外基质过度沉积，伴有皮肤和内脏器官广泛纤维化、微血管损伤和免疫系统激活。SSc 主要影响女性，男女患者数量比例为 1:(3~14)。其患病率估计为 17.6/100 000，全球年发病率为 1.4/100 000。其发病机制复杂，包括遗传和环境因素及不同的病理生理途径，如内皮功能障碍、血管病变、自身免疫和异常胶原蛋白生成。SSc 分为两种不同的亚型：弥漫性皮肤 SSc 和局限性皮肤 SSc。

虽然 SSc 的患病率相对较低，但疾病负荷很大。SSc 在所有风湿性疾病中死亡率最高。SSc 两种亚型中常见心脏受累。临床上明显的心脏受累与预后不良相关，5 年死亡率高达 70%。大约 25% 的 SSc 相关死亡可归因于心脏受累。它影响心脏的所有组成部分，包括心包、心肌、瓣膜和传导系统。心肌受累可能是无症状的，持续多年进展缓慢，但一旦临床表现明显，则预后不良，导致终末期心力衰竭，或可能首先表现为心源性猝死。CVD 主要由冠状动脉微血管循环受损、心肌炎症和纤维化引起，或继发于肺动脉高压、间质性肺病。本文结合目前的临床证据，阐释 SSc 合并 CVD 的循证诊疗。

一、系统性硬化的循证诊疗

（一）诊断要点

SSc 最多见的早期表现是雷诺现象、隐袭性肢端和面部肿胀，并有手指皮肤逐渐增厚。约 70% 的患者首发症状为雷诺现象，雷诺现象可先于 SSc 的其他症状（手指肿胀、关节炎、内脏受累）1~2 年或与其他症状同时发生。多关节病同样也是突出的早期症状。患者起病前可有不规则发热、胃纳减退、体质量下降等。几乎所有病例的皮肤硬化都从手开始，先是手指、手背发亮、紧绷，手指褶皱消失，汗毛稀疏，继而面部、颈部受累。患者胸上部和肩部有紧绷的感觉，颈前可出现横向厚条纹，仰头时，患者会感到颈部皮肤紧绷。临床上皮肤病变可分为水肿期、硬化期和萎缩期。水肿期皮肤呈非凹陷性肿胀，触之有坚韧的感觉；硬化期皮肤呈蜡样光泽，紧贴于皮下组织，不易捏起；萎缩期浅表真皮变薄变脆，表皮松弛。

多关节痛和肌肉疼痛常为 SSc 的早期症状，患者也可出现明显的关节炎，约 29% 的患者可有侵蚀性关节病。消化道受累为 SSc 的常见表现，仅次于皮肤受累和雷诺现象。消化道的任何部位均可受累，其中食管受累最为常见。其余的几个重要器官受累主要表现为肺部受累、心脏和肾脏受累，神经、眼部症状以及甲状腺功能低下也不少见。

欧洲 SSc 临床试验和研究协作组提出了"早期 SSc"的概念和诊断标准，即如果存在雷诺现象、手指肿胀、抗核抗体阳性，应高度怀疑早期 SSc 的可能，应进行进一步的检查；如果存在下列 2 项中的任何一项就可以确诊为早期 SSc：①甲床毛细血管镜检查异常，②SSc 特异性抗体（如抗着丝点抗体）阳性或抗拓扑异构酶Ⅰ（scl-70）抗体阳性。但早期 SSc 可能不易与未分化结缔组织病、混合型结缔组织病鉴别。

2013 年 ACR 和 EULAR 制订的 SSc 分类标准见表 11-1。

表 11-1　2013 年 ACR 和 EULAR 制订的 SSc 分类标准

条目	子条目	评分（分）
双手手指皮肤增厚并延伸至掌指关节近端（充分条件）	—	9
手指皮肤增厚（按高分值的子条目计算）	手指肿胀	2
	手指硬化（延伸至掌指关节和近端指间关节之间）	4
指尖病变（按高分值的子条目计算）	指尖溃疡	2
	指尖凹陷性瘢痕	3
毛细血管扩张	—	2
甲襞毛细血管异常	—	2
肺动脉高压和/或肺间质病变（最高 2 分）	肺动脉高压	2
	肺间质病变	
雷诺现象	—	3
SSc 相关的自身抗体（最高 3 分）	抗着丝点蛋白抗体	3
	抗 Scl-70 抗体	
	抗 RNA 聚合酶Ⅲ抗体	

（二）治疗要点

虽然近年来 SSc 的治疗有了较大进展，但高级别的循证医学证据仍然很少。皮肤受累范围及程度、内脏器官受累的情况决定 SSc 患者的预后。早期治疗的目的在于阻止新的皮肤和脏器受累，而晚期治疗的目的在于改善已有的症状。治疗措施包括抗炎及免疫调节治疗、针对血管病变的治疗及抗纤维化治疗 3 个方面。抗炎及免疫调节治疗药物主要包括糖皮质激素、环磷酰胺、环孢素 A、硫唑嘌呤、甲氨蝶呤等。糖皮质激素对本病效果不显著，通常对皮肤病变的早期（水肿期）、关节痛、肌肉病变、浆膜炎及间质性肺病的炎症期有一定疗效。而甲氨蝶呤可能对改善早期皮肤的硬化有效。虽然纤维化是 SSc 的病理生理特征，但迄今为止尚无一种药物被证实对纤维化有肯定的疗效。转化生长因子（TGF）-13 在 SSc 的纤维化发病机制中起重要作用，但 TGF-13 拮抗剂对 SSc 纤维化是否有效尚有待进一步研究。此外，环磷酰胺被推荐用于治疗 SSc 患者的间质性肺病，其冲击治疗对控制活动性肺泡炎有效。

（三）推荐意见

1. 推荐意见一

一项关于二氢吡啶类钙拮抗剂的随机对照试验的荟萃分析表明，硝苯地平可降低雷诺现象发作的频率和严重程度，磷酸二酯酶抑制剂也可降低雷诺现象发作的频率和严重程度。因此，二氢吡啶类钙拮抗剂（通常是口服硝苯地平），应被视为雷诺现象的一线治疗药物。磷酸二酯酶抑制剂也应考虑用于治疗雷诺现象。

前列腺素类药物的荟萃分析表明，静脉注射伊洛前列素可降低雷诺现象发作的频率和严重程度，对于重度患者，应考虑静脉注射伊洛前列素。因此，静脉注射伊洛前列素应用于治疗口服治疗后出现的雷诺现象。一项小型研究表明，氟西汀可能会改善雷诺现象。故氟西汀可考虑用于治疗雷诺现象。

2. 推荐意见二

两项随机对照试验表明，静脉注射伊洛前列素可有效治愈 SSc 患者的手指溃疡。故在 SSc 患者的指端溃疡治疗中应考虑静脉注射伊洛前列素。

一项荟萃分析和一项独立随机对照试验的结果表明，磷酸二酯酶抑制剂可促使 SSc 患者的指端溃疡愈合。此外，一项小型随机对照试验的结果表明，磷酸二酯酶抑制剂可预防 SSc 患者发生新的指端溃疡。故在 SSc 患者的指端溃疡治疗中应考虑使用该药。波生坦已在两项高质量随机对照研究中被证实减少了 SSc 患者新发指端溃疡的数量。故应考虑使用波生坦减少 SSc 患者新发指端溃疡的数量，尤其是在使用钙通道阻滞剂、磷酸二酯酶抑制剂或伊洛前列素治疗的多发性指端溃疡患者中。

3. 推荐意见三

基于包括肺动脉高压患者异质性人群的高质量随机对照试验结果，几种内皮素受体拮抗剂（安立生坦、波生坦和马昔腾坦）、磷酸二酯酶抑制剂（西地那非、他达拉非）和利奥西呱已获批用于治疗结缔组织疾病相关肺动脉高压。故应考虑使用内皮受体拮抗剂、磷酸二酯酶抑制剂或利奥西呱治疗 SSc 相关肺动脉高压。

一项针对 SSc 患者的高质量随机对照试验表明，持续静脉注射依前列醇可改善 SSc 相关肺动脉高压患者的运动能力、功能分级和血液动力学指标。故重度 SSc 相关肺动脉高压（Ⅲ级和Ⅳ级）患者应考虑静脉注射依前列醇。

基于高质量随机对照试验的结果，其他前列环素类似物（伊洛前列素、曲前列尼尔）也已用于治疗结缔组织疾病相关肺动脉高压。故应考虑用前列环素类似物治疗 SSc 相关肺动脉高压患者。

4. 推荐意见四

两项随机对照试验及其再分析表明，甲氨蝶呤可改善早期弥漫性 SSc 患者的皮肤评分，尚未确定对其他器官表现的积极影响。故甲氨蝶呤可考虑用于治疗早期弥漫性 SSc 患者的皮肤表现。

尽管环磷酰胺具有已知的毒性，但仍应考虑将其用于 SSc 患者间质性肺炎的治疗，尤其是对于伴有进展性肺间质纤维化的 SSc 患者。

关于造血干细胞移植，两项随机对照试验显示接受造血干细胞移植的 SSc 患者的皮肤受累情况改善，肺功能稳定；一项大型随机对照试验报告，在两项试验中与环磷酰胺组相比，接受造血干细胞移植的 SSc 患者的无事件生存期更长。对于有器官衰竭风险的快速进展性 SSc 患者，应考虑造血干细胞移植治疗。鉴于治疗相关副作用和早期治疗相关死亡的高风险，应谨慎选择 SSc 患者进行此类治疗，医疗团队的经验至关重要。

5. 推荐意见五

几项队列研究显示，SSc 肾危象患者使用 ACEI 可提高生存率。建议立即使用 ACEI 治疗 SSc 肾危象。

几项回顾性研究表明糖皮质激素与硬皮病肾危象的高风险相关。故在接受糖皮质激素治疗的 SSc 患者中，应仔细监测血压和肾功能。

6. 推荐意见六

SSc 相关胃肠道疾病尽管缺乏大型、特异性随机对照试验研究，但建议将质子泵抑制剂用于治疗 SSc 相关胃食管反流和预防食管溃疡、狭窄。

尽管缺乏在 SSc 患者中的随机对照试验，专家仍建议将促动力药物用于治疗 SSc 相关症状性动力障碍（吞咽困难、胃食道反流、早饱、腹胀、假性梗阻等）。

尽管缺乏在 SSc 患者中的随机对照试验，专家仍建议间歇或轮换使用抗生素治疗 SSc 患者的症状性小肠细菌过度生长。

二、系统性硬化合并心血管疾病的背景

研究表明，在 SSc 患者中，55% 的死亡与 SSc 直接相关。有趣的是，与 SSc 直接相关的死亡中有 26% 归因于心脏，主要是由于肺动脉高压、肺纤维化和心律不齐导致的心力衰竭；然而，在非 SSc 直接相关的死亡中，29% 与心肌梗塞、非缺血性左心衰竭、卒中和心律不齐有关。美国的一项研究纳入了 308 452 名 SSc 住院患者，其动脉粥样硬化性心脏病患病率为 5.4%，与之相关的住院死亡率较其他疾病更高。在最近的一项纳入 10 项队列研究的系统评价中，已知/疑似 SSc 相关心脏受累患者中，心源性猝死的发生率估计为每年 3.3%。动态心电图显示，18% 受试者有非持续性室性心动过速，而 70% 的受试者中存在频繁室性早搏，此外，也有 8% 受试者存在心房颤动。最终结果发现 SSc 患者中心源性猝死的发病率估计为每年 1.0%~3.3%，比一般人群估计的至少高 10 倍，包括非持续性室性心动过速和频繁室性早搏在内的心律失常似乎很常见。

由于 SSc 患者临床表现的多样性、病程中可无症状、诊断方法各异，以及疾病的定义的差异，原发性心脏受累的患病率在 SSc 患者中很难得到准确的估计。例如，心内膜心肌活检研究显示，绝大多数 SSc 患者心肌受累；而基于超声心动图的研究显示，只有 2%~5% 的 SSc 患者左心室射血分数异常。SSc 相关心肌病可能影响心脏的所有结构，最常见的表现为心肌肥大、心律失常、心包积液、冠状动脉血管反应性异常、瓣膜损伤和心力衰竭。值得注意的是，当临床表现为心脏受累时，通常已是 SSc 合并心力衰竭的晚期，预后不佳。

与一般人群相比，SSc 患者的心血管风险似乎是增加的。在丹麦的一项大型前瞻性研究中，与配对的一般人群相比，SSc 患者的 CVD 风险比值如下：心肌梗死 2.08、外周血管疾病 5.73、肺动脉高压 21.18、二尖瓣反流 4.60、主动脉瓣返流 3.78、心力衰竭 2.86、心房颤动 1.75、静脉血栓栓塞症 2.10、主动脉瓣狭窄 2.99 和心包炎 8.78，同时 SSc 患者也存在较高的高血压、血脂异常风险。

肺动脉高压是 SSc 的重要心肺并发症。一项研究评估 SSc 相关肺动脉高压的患病率和发病率的系统评价纳入了 24 项研究，发现肺动脉高压总体患病率为 6.4%，肺动脉高压总体年发病率为 18.2/1 000；局限性皮肤 SSc 患者中的肺动脉高压患病率为 7.7%，弥漫性皮肤 SSc 患者中的肺动脉高压患病率为 6.3%；前者中肺动脉高压发病率为 20.4/1 000；而后者的肺动脉高压发病率为 16.6/1 000。事实上，肺动脉高压也是 SSc 患者的重要死亡原因。在 SSc 中，肺动脉高压始终是研究者重点关注的内容，相比之下，对 SSc 相关的其他 CVD 的关注程度还不够，进一步的研究需要拓展该方面的内容。

三、系统性硬化合并心血管疾病的循证诊疗

由于 SSc 患病率较低，其合并 CVD 的患病率报道差异较大，此外，研究者们长期以来主要关注 SSc 的心肌纤维化和微血管病变，很少注意到 SSc 的大血管病变。基于以上原因，SSc 合并 CVD 的风险可能被低估了。就目前来看，SSc 的心脏损伤主要表现为心力衰竭、心律失常、心包炎，以及瓣膜病变。本部分主要阐述 SSc 相关心脏病变的总体诊疗预防原则、诊疗流程及推荐意见。

（一）总体原则

（1）SSc 患者心脏病评估应包括对 SSc 患者心脏损伤和冠心病的评估。

（2）SSc 相关心脏损伤研究建议应在一般人群中观察到的可能共存的非 SSc 心脏损伤下进行解释，包括高血压、冠心病和瓣膜疾病等。

（3）还应评价其他混杂因素，如间质性肺病、肺动脉高压和贫血等。

（4）应在整个病程中考虑心脏病理学。如有指征，让心脏病专家参与心脏检查结果的解释，并帮助管理患者和计划适当的监测是非常重要的。

（二）诊疗流程

筛查和诊断系统性硬化症心脏受累的临床算法见图 11-1。

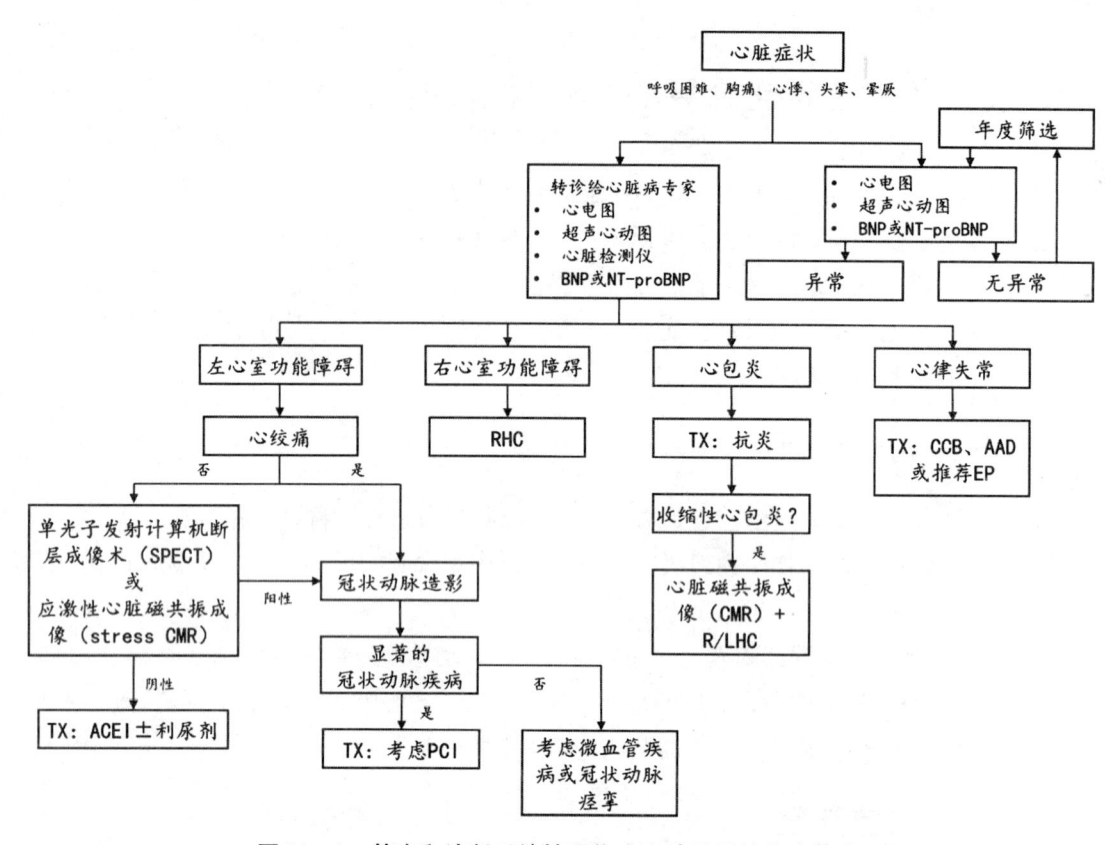

图 11-1　筛查和诊断系统性硬化症心脏受累的临床算法

AAD，抗心律失常药物；CCB，钙通道阻滞剂；EP，电生理学；PCI，经皮冠状动脉介入；R/LHC，左右心脏导管；RHC，右心导管；BNP，脑利尿钠肽；NT-proBNP，氨基端脑利尿钠肽前体；TX，治疗。

SSc 患者心脏受累的管理见图 11-2。

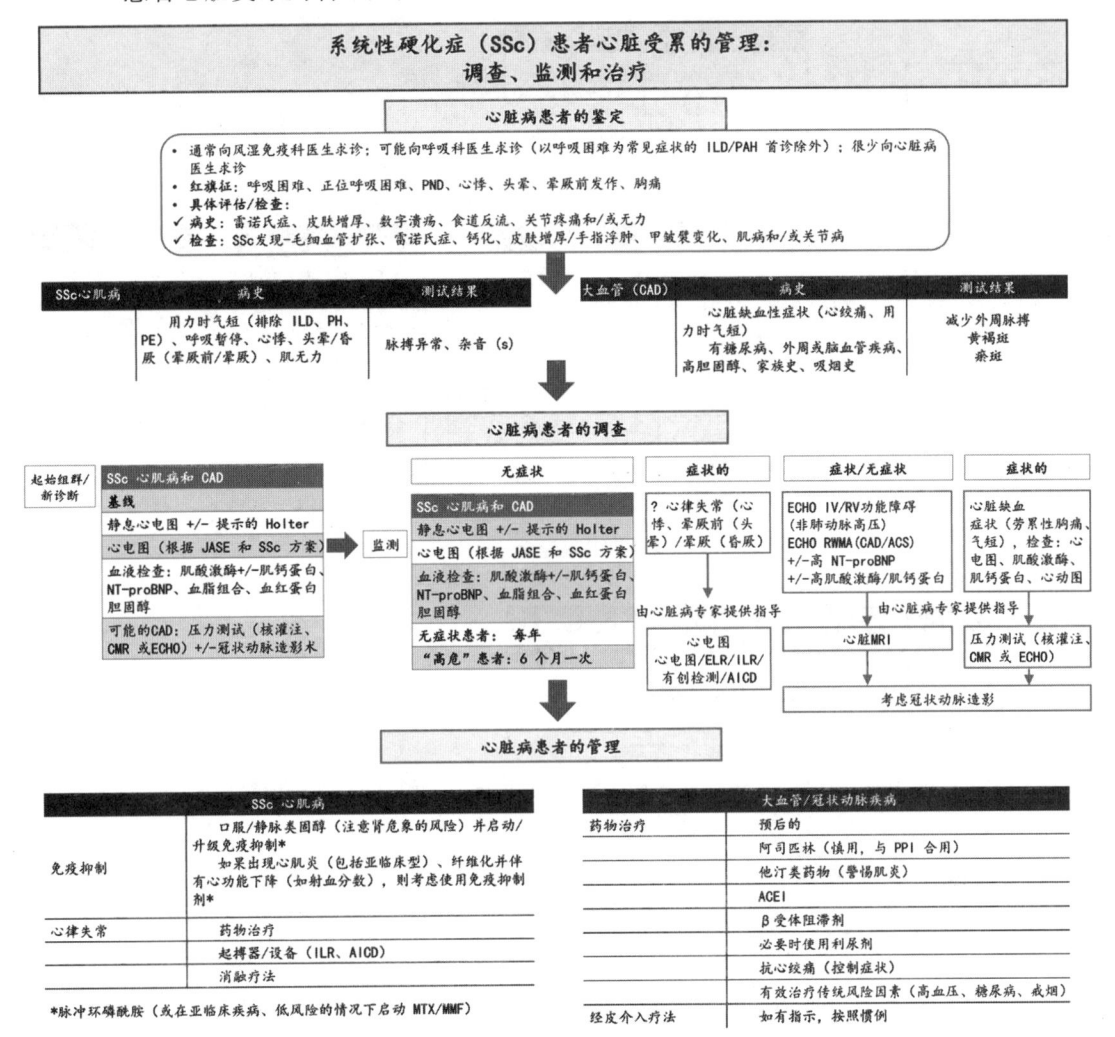

图 11-2 SSc 患者心脏受累的管理

ILD，间质性肺病；PH，肺高压；PE，肺栓塞；PAH，肺动脉高压；ILR（Implantable Loop Recorder），植入式循环记录器；AICD（Automated Implantable Cardioverter-Defibrillator），自动植入式心脏转复除颤器；CAD，冠状动脉疾病；PPI，质子泵抑制剂；MTX/MMF，甲氨蝶呤/麦考酚酸莫酯；Holter，24 小时动态心电图监测；NT-preoBNP，N 末端脑钠肽前体；CMR，心脏核磁共振；ECHO，心脏彩超；ELR，external loop recorder，外部循环记录仪；HBP，高血压；PND，阵发性夜间呼吸困难；RWMA：局部室壁运动异常；LV/RV：心室。

评估系统性硬化症心脏受累情况的诊断算法和新兴研究模式见图 11-3。

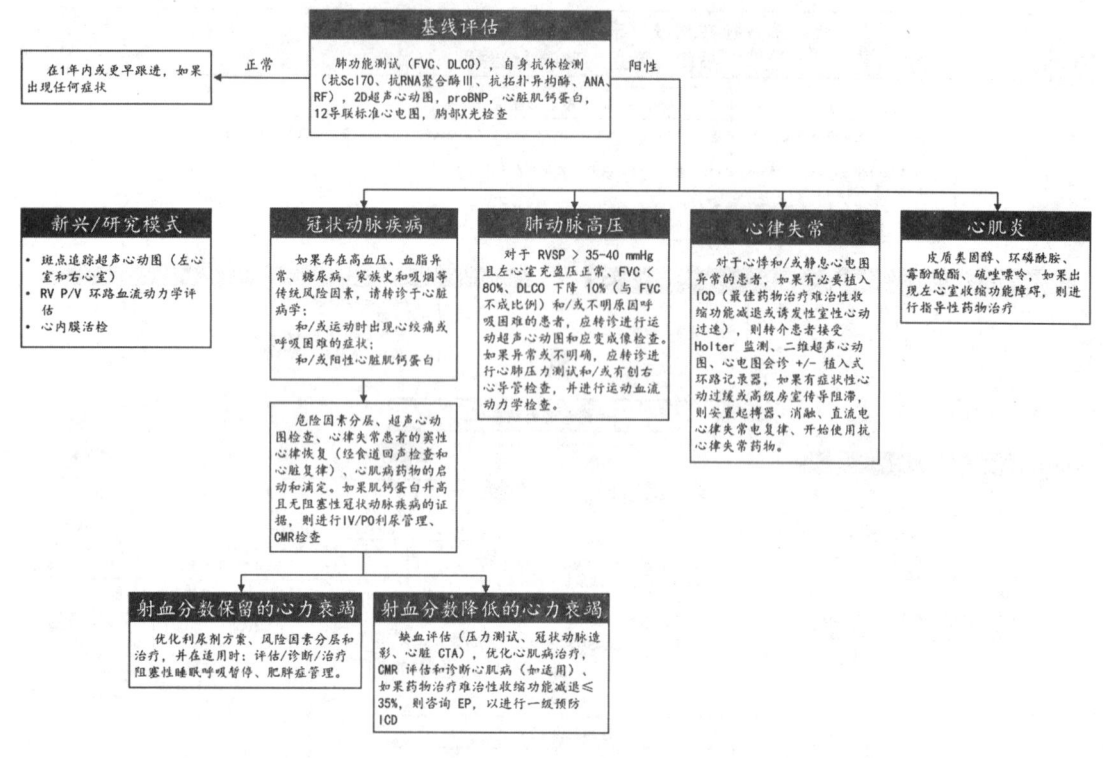

基线评估

肺功能测试（FVC、DLCO）、自身抗体检测（抗Scl70、抗RNA聚合酶Ⅲ、抗拓扑异构酶、ANA、RF）、2D超声心动图、proBNP、心脏肌钙蛋白、12导联标准心电图、胸部X光检查

正常 → 在1年内或更早跟进，如果出现任何症状

阳性 →

新兴/研究模式
- 斑点追踪超声心动图（左心室和右心室）
- RV P/V 环路血流动力学评估
- 心内膜活检

冠状动脉疾病
如果存在高血压、血脂异常、糖尿病、家族史和吸烟等传统风险因素，请转诊心脏病。和/或运动时出现心绞痛或呼吸困难的症状。和/或阳性心脏肌钙蛋白

↓

危险因素分层、超声心动图检查、心律失常患者的窦性心律恢复（经食道回声检查和心脏复律）、心脏病药物的启动和滴定。如果肌钙蛋白升高且无阻塞性冠状动脉疾病的证据，则进行IV/PO利尿管理、CMR检查

↓

射血分数保留的心力衰竭
优化利尿剂方案、风险因素分层和治疗，并在适用时；评估/诊断/治疗阻塞性睡眠呼吸暂停、肥胖症管理。

射血分数降低的心力衰竭
缺血评估（压力测试、冠状动脉造影、心脏CTA），优化心肌治疗，CMR 评估诊断心肌病（如适用），如果药物治疗难治性收缩功能减退≤35%，则咨询 EP，以进行一级预防 ICD

肺动脉高压
对于 RVSP > 35-40 mmHg 且心室充盈正常，FVC < 80%、DLCO 下降 10%（与 FVC 不成比例）和/或不明原因呼吸困难的患者，应转诊进行运动超声心动图和应变成像检查。如果异常或不明确，应转诊进行心肺压力测试和/或有创右心导管检查，并进行运动血流动力学检查。

心律失常
对于心悸和/或静息心电图异常的患者，如有必要植入ICD（最佳药物治疗难治性收缩过速或诱发性室性心动过速），则转介患者接受 Holter 监测、二维超声心动图、心电会诊 +/- 植入式环路记录器，如果有症状性心律过缓或高级房室传导阻滞，则安置起搏器、消融、直流电心律失常电复律，开始使用抗心律失常药物。

心肌炎
皮质类固醇、环磷酰胺、霉酚酸酯、硫唑嘌呤，如果出现左心室收缩功能障碍，则进行指导性药物治疗

图 11-3 评估系统性硬化症心脏受累情况的诊断算法和新兴研究模式

（三）推荐意见

2017年，英国 SSc 工作组就 SSc 合并 CVD 的管理共识提出：SSc 中的心脏病可以以多种方式表现，并且与不良预后相关。目前尚缺乏在 SSc 中如何检测和管理心脏病的相关证据。大体上，需要考虑以下推荐意见。

1. 推荐意见一

（1）对于 SSc 心肌病，以下临床特征应引起风湿科医生对 SSc 心肌病高危患者的警觉：男性、弥漫性皮肤 SSc、抗 Scl-70 抗体阳性伴皮肤快速增厚、抗 Ku 抗体阳性、抗组蛋白抗体阳性、抗 RNA 聚合酶和抗 U3-RNP 抗体阳性、发病年龄>65岁、肌腱摩擦、指端溃疡。

对于冠心病，应明确高血压、高胆固醇血症、糖尿病、吸烟史、冠心病家族史等传统危险因素，并采取相应措施。

2. 推荐意见二

呼吸困难、阵发性夜间呼吸困难、心悸、头晕、昏厥、胸痛、疲劳和外周水肿等病史

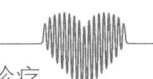

与体征提示医生应注意可能的 CVD，这些症状通常与心脏受累有关。例如，呼吸困难和运动耐量下降可能提示左心室功能障碍。患者需要意识到并报告这些症状。应该常规进行全面的心肺评估，包括寻找动脉粥样硬化的证据。

建议每年监测血脂和糖化血红蛋白，以确定相关的冠心病危险因素。NT-proBNP 可用于检测心力衰竭，并且同样可在 SSc 相关肺血管病检测中发挥作用。也有新的证据表明 NT-proBNP 与 SSc 的 CVD 相关，尽管其预后价值尚不清楚。为了识别早期心脏受累并辅助监测，风湿科医生可能会考虑基线参考测量和无症状的年度患者监测。在心脏病（和/或肺动脉高压）有症状或确诊的情况下，应安排 6 个月的监测（或更频繁，如果有指征），以评估心脏病/肺动脉高压的进展和/或治疗反应。

建议使用标准化的 SSc 多普勒超声心动图方案，并在报告中包括 10 个可重复测量的超声心动图数据。如有需要，应请心脏病专家对超声心动图检查结果进行解释，并帮助计划适当的监测和管理。此外，组织多普勒超声心动图可能是首选的检查方法，但还需要进一步研究它在早期发现和评估原发性心脏受累方面的附加作用。

尽管目前已有报告显示了心脏核磁检查在 SSc 中的效用，但对于开发有意义的算法学界还没有达成共识。在没有其他 CVD 的情况下，进行检查之前应考虑以下因素：超声心动图异常，如局部室壁运动异常和/或肌钙蛋白升高；右心室功能障碍（无肺动脉高压或慢性肺病）；左心室功能障碍。如果进行了心脏核磁并确认存在瘢痕/纤维化，应考虑电生理或其他检查，并通过超声心动图对心功能进行进一步评估。随访的频率取决于每个患者的具体情况、疾病严重程度以及药物治疗后是否需要监测病情变化。

建议对所有患者进行心电图检查。虽然这不是一种敏感的方法，但它可以检测出传导异常和心室肥厚。如提示传导异常，应使用动态心电图或记录仪。必要时，可以进一步考虑侵入性检查。

心内膜心肌活检的作用是有限的，应该只考虑作为多学科评估的一部分。

3. 推荐意见三

指导 SSc 合并 CVD 监测频率的证据基础很少，监测频率应根据患者群体的性质确定：无症状的患者需要常规监测，而被认为最有可能患 SSc 心肌病变的患者（高危患者）需要早期和全面的观察，确诊的心脏病患者需要定期评估（在确定疾病活动/治疗反应时每月 3~6 个月）和治疗。尽管有证据表明，若最初超声心动图正常，之后新的肺动脉高压的检出率很低，但仍然主张每年通过超声心动图进行筛查。

4. 推荐意见四

所有提示疾病活动的相关指标（包括影像学上的心肌酶、肌钙蛋白、C 反应蛋白、心脏核磁变化和 SSc 重叠综合征）出现动态变化，以及存在其他活动期 SSc 特征的患者都应考虑免疫抑制治疗。虽然目前还不清楚是否应该使用糖皮质激素和免疫抑制剂来治疗纤维化，但随着病情变化，这也是可以考虑的。

SSc 患者原发性心肌病变没有特效治疗方法，在治疗上可以选择 ACEI、钙拮抗剂、硝苯地平和尼卡地平改善 SSc 患者的心脏微循环。在疾病早期使用上述干预治疗可能延缓和抑制心脏病变的进程。如果心肌炎或 SSc 相关心肌病变症状明显，适度剂量的糖皮质激素（<15 mg/天）加脉冲式环磷酰胺是一种合理的治疗方法。环磷酰胺的适应证包括心肌炎、中度至重度左心室功能不全（不继发于动脉粥样硬化性心脏病）和危及生命的心律失常。

虽然伴有临床症状的心律失常和传导功能异常在 SSc 患者并不是很常见，但是上述疾病的发病率并不低。高龄、SSc 疾病本身、肺部疾病都和心律失常有关。但是，适用于伴有心律失常的 SSc 患者的治疗措施是有限的。在有限的治疗措施中，抗心率失常药物是治疗的基石，需要根据药物的电生理特性、心律失常的类型和疾病病理生理特点进行选择。在这方面没有随机对照研究，对于患者可采取个体化治疗。钙拮抗剂类药物维拉帕米适用于室上性心律失常，地高辛适用于控制房颤。由于雷诺现象和肺纤维化，β 受体阻滞剂和胺碘酮是禁用药。如果是伴有生命危险的心律失常，需要采用特殊的介入治疗，如埋藏式复律除颤仪治疗。如果药物治疗无效或药物抵抗，可能应采用射频消融治疗，目前这项技术有较高的成功率。对于有严重的传导功能异常的患者，可建议使用起搏器。研究提示安装起搏器可能对伴有心律失常的 SSc 患者有一定的意义。

如果不伴有其他 CVD 或代谢疾病，SSc 患者本身疾病的自然病程中很少出现充血性心力衰竭，在治疗上无特殊。治疗 SSc 收缩功能障碍可能需要 ACEI 和 β 受体阻滞剂，而治疗舒张性心力衰竭的证据基础仍然薄弱，应与一般人群治疗一致。应根据需要加用利尿剂。心脏再同步化治疗左束支传导阻滞相关的舒张功能障碍和心脏移植治疗终末期收缩功能障碍也可以考虑用于 SSc 患者。

应考虑优化控制和管理其他相关并发症，如高血压、高胆固醇、糖尿病和肾脏疾病。应该鼓励所有患者改变生活方式，如节食和戒烟。

目前尚无公开发表的 SSc 患者心脏移植的研究。需仔细考虑心脏移植在该人群中应用。

对于怀疑有冠心病的 SSc 患者，应进行核医学、超声心动图、心脏核磁、心脏 CT 检查，然后根据需要进行冠状动脉造影检查。对于有新的/间歇性改变的呼吸困难的 SSc 患者，如果进行间质性肺病评估后的表现仍然无法解释，应该考虑左心检查/冠状动脉造影，因为在该类患者中，冠心病的症状可能不明显。阿司匹林、他汀类、ACEI 和心脏选择性

β受体阻滞剂等药物可能改善预后，应按照一般人群中的相关指南进行干预。

5. 补充意见

（1）大部分合并心包炎的患者都是没有症状的，长期使用钙离子拮抗剂可以控制小血管的缺血病变、心肌纤维化，改善预后，只有少数较严重的病例需要使用糖皮质激素治疗。

（2）从理论上而言，他汀类药物可通过调节免疫、提高一氧化氮水平、增强血液循环中内皮前体细胞作用、抗纤维化，以及修复血管改善SSc患者的微循环，促进临床功能恢复，然而，目前仍然缺乏相关大型研究，需要进一步的研究。

（3）推荐使用QRISK3作为早期检测具有高CVD风险的SSc患者的工具。在一项研究中，与Framingham评分相比，QRISK3将更多的SSc患者归类为可发展为CVD的高危人群，并且这似乎受到某些SSc特异性特征的影响。可推荐使用QRISK3作为早期检测具有高CVD风险的SSc患者的工具，但其预测的准确性需要更多的前瞻性研究。

（4）CHLD评分联合传统危险因素评估可能作为无肺动脉高压的SSc患者长期预后的可靠预测指标。在一项前瞻性研究中，CHLD评分（包含动脉高血压、高脂血症、糖尿病和慢性肾病得1分）是SSc患者CVD发作的唯一独立预测因子。

参考文献

[1] 中华医学会风湿病学分会. 系统性硬化病诊断及治疗指南. 中华风湿病学杂志, 2011, 15(04)：256-259.

[2] ZHANG Y, QIN D, QIN L, et al. Diagnostic value of cardiac natriuretic peptide onpulmonary hypertension in systemic sclerosis: a systematic review and meta-analysis [J]. Joint Bone Spine, 2022, 89(2)：105287.

[3] BRUNI C, ROSS L. Cardiac involvement in systemic sclerosis: getting to the heart ofthe matter [J]. Best Practice & Research Clinical Rheumatology, 2021, 35 (3)：101668.

[4] RANGARAJAN V, MATIASZ R, FREED B H. Cardiac complications of systemic sclerosis and management: recent progress [J]. Current opinion in rheumatology, 2017, 29 (6)：574-584.

[5] NIE L Y, WANG XD, ZHANG T, et al. Cardiac complications in systemic sclerosis: early diagnosis and treatment [J]. Chinese Medical Journal, 2019, 132 (23)：2865-2871.

[6] SMOLENSKA Z, BARRACLOUGH R, DORNIAK K, et al. Cardiac involvement insystemic sclerosis: diagnostic tools and evaluation methods [J]. Cardiology in Review, 2019, 27 (2)：73-79.

[7] GOKCEN N. Serum markers in systemic sclerosis with cardiac involvement [J]. Clinical Rheumatology, 2023, 42 (10): 2577-2588.

[8] POPE JE, DENTON CP, JOHNSON SR, et al. State-of-the-art evidence in the treatment of systemic sclerosis [J]. Nature Reviews Rheumatology, 2023, 19 (4): 212-226.

[9] VOLKMANN ER, ANDRéASSON K, SMITH V. Systemic sclerosis [J]. The Lancet, 2023, 401 (10373): 304-318.

[10] BISSELL LA, ANDERSON M, BURGESS M, et al. Consensus best practice pathway of the UK Systemic Sclerosis Study group: management of cardiac disease in systemic sclerosis [J]. Rheumatology, 2017, 56 (6): 912-921.

[11] KOWAL-BIELECKA O, FRANSEN J, AVOUAC J, et al. Update of EULAR recommendations for the treatment of systemic sclerosis [J]. Annals of The Rheumatic Diseases, 2017, 76 (8): 1327-1339.

[12] CALABRò P, CESARO A. Cardiac involvement in systemic sclerosis: early diagnosis - early management' approach [J]. European Journal of Preventive Cardiology, 2020, 27 (17): 1873-1875.

[13] NIE LY, WANG XD, ZHANG T, et al. Cardiac complications in systemic sclerosis: early diagnosis and treatment [J]. Chinese Medical Journal, 2019, 132 (23): 2865-2871.

[14] VARGA J, LEE DC. Getting to the heart of the matter: detecting and managing cardiac complications in systemic sclerosis [J]. Annals of The Rheumatic Diseases, 2019, 78 (11): 1452-1453.

[15] BUTT S A, JEPPESEN JL, TORP-PEDERSEN C, et al. Cardiovascular manifestations of systemic sclerosis: a Danish nationwide cohort study [J]. Journal of the American Heart Association, 2019, 8 (17): e013405.

[16] SMOLENSKA Z, BARRACLOUGH R, DORNIAK K, et al. Cardiac involvement in systemic sclerosis: diagnostic tools and evaluation methods [J]. Cardiology in Review, 2019, 27 (2): 73-79.

第十二章

痛风合并心血管病疾病的循证诊疗

痛风由痛风石晶体沉积在关节和非关节结构中引起。高血清尿酸盐浓度是痛风发生的最重要的危险因素。在临床实践和研究中,当血清尿酸盐浓度高于或等于 0.42 mmol/L (7 mg/dL) 时,通常诊断出高尿酸血症。痛风表现为间歇性发作的严重疼痛性关节炎(痛风发作),由对沉积的尿酸单钠晶体的先天免疫反应引起。来自亚洲、欧洲和北美的基于人群的研究报告,痛风年发病率为 (0.6~2.9) /1 000,成人患病率为 0.68%~3.90%。痛风在男性中比在女性中更常见,在欧洲和北美的人口研究中,男女性别比在 (2~4):1。亚洲研究中的性别比要高得多,约为 8:1.23。

痛风患者往往伴有体内代谢异常,常并发肥胖症、高血压、高脂血症及 2 型糖尿病等代谢综合征的表现。高尿酸血症也是 CVD 的独立危险因素,同时与许多传统的心血管危险因素相互作用影响 CVD 的发生、发展及转归。研究显示,血尿酸水平每升高 60 μmol/L,女性 CVD 病死率和缺血性心脏病病死率增加 26% 和 30%,男性增加 9% 和 17%。高尿酸血症是女性全因死亡和冠心病死亡的独立危险因素,它对男性和女性冠心病的发生及预后影响不同,对女性影响更大。基于目前的研究情况,本章主要阐述痛风合并 CVD 的循证诊疗。

一、痛风的循证诊疗

(一) 诊断意见

痛风的典型首发症状是影响下肢关节的剧烈疼痛和急性关节炎。在没有采取治疗措施的情况下,痛风发作通常在 7~14 天内自限。缓解后,有一个无痛无症状期,直到另一次痛风发作发生。随着时间的推移,一些患有持续性高尿酸血症的人也会出现痛风石、慢性痛风性关节炎和结构性关节损伤。痛风发作可发生在关节或关节周围组织(如囊、肌腱和附着点)。疼痛可为刺痛、啃咬、烧灼或悸动,特征是从发作到峰值强度的时间短(通常少于 12 小时)。伴有不同程度的肿胀、温暖也是其特征。

痛风的诊断标准有较多变迁,最先使用的是 1977 年 ACR 提出的痛风诊断标准,随后沿用 2015 年 ACR 和 EULAR 的诊断标准,见表 12-1。

表 12-1 2015 年 ACR 和 EULAR 痛风诊断标准

项目	分类	评分
临床		
症状发作曾累及的关节/滑囊[a]	踝关节或中足（作为单关节或寡关节的一部分发作而未累及第一跖趾关节）	1
	累及第一跖趾关节（作为单关节或寡关节发作的一部分）	2
关节炎发作特点（包括以往的发作）		
受累关节发红（患者自述或医生观察到）	符合左栏 1 个特点	1
受累关节不能忍受触摸、按压	符合左栏 2 个特点	2
受累关节严重影响行走或无法活动	符合左栏 3 个特点	3
发作或曾经发作的时序特征（无论是否抗炎治疗，符合下列 2 项或 2 项以上为 1 次典型发作）		
疼痛达峰 <24h	1 次典型的发作	1
症状缓解 ≤14d		
发作间期完全缓解（恢复至基线水平）	反复典型症状发作	2
痛风石的临床证据		
皮下粉笔灰样结节，表面皮肤薄，常伴有表面血管覆盖，位于典型的部位：关节，耳廓，鹰嘴滑囊，指腹，肌腱（如跟腱）	存在	4
实验室检查		
血尿酸水平：通过尿酸酶方法测定		
理想情况下，应在患者未接受降尿酸治疗和症状发作 4 周后（即在发作间期）进行测定；如果可行，在上述情况下进行复测。以最高的数值为准	<240 μmol/L（<4 mg/dl）	-4
	240~<360 μmol/L（4~<6 mg/dl）	0
	360~<480 μmol/L（6~<8 mg/dl）	2
	480~<600 μmol/L（8~<10 mg/dl）	3
	≥600 μmol/L（≥10 mg/dl）	4

续表

有（曾有）症状的关节或滑囊进行滑液分析（应有有经验的检查者进行检测）	未做检测	0
	单钠尿酸盐阴性	-2
影像学特征		
（曾）有症状的关节或滑囊处尿酸盐晶体的影像学证据：超声显示双轨征[b]，或双能CT证实尿酸盐沉积[c]	无影像学证据（两种检查方法）或未做检查	0
	存在（任一方式）	4
痛风相关关节破坏的影像学证据：手和/或足在传统影像学表现有至少一处骨侵蚀[d]	无影像学证据或未做检查	0
	存在	4

①纳入标准（只在符合本条件情况下方采用上述评分体系）：至少1次外周关节或滑囊发作性肿胀、疼痛或压痛

②充分标准（如果具备，可直接分类为痛风而无须上述其他"要素"）：有症状关节或滑囊（即在滑液中）或痛风石中存在单钠尿酸盐晶体

③标准（不符合充分标准的情况下使用，≥8分可诊断痛风）

[a]症状发作是指包括外周关节（或滑囊）的肿胀，疼痛和/或压痛在内的有症状的时期；[b]双轨征：透明软骨表面的不规则回声增强，且与超声探头角度无关（注意事项：假阳性的双轨征可能出现在软骨表面，但改变超声探头角度时该征象会消失）；[c]在关节或关节周围的位置存在颜色标记的尿酸盐，使用双能CT扫描获取影像，在80kV和140kV扫描能量下获取数据，使用痛风特异性软件应用双物质分解算法分析颜色标记的尿酸盐，阳性结果定义为在关节或关节周围的位置存在颜色标记的尿酸盐，需排除甲床、亚毫米波、皮肤、运动、射束硬化和血管伪影造成的假阳性；[d]侵蚀定义为骨皮质的破坏伴边界硬化和边缘悬挂突出，不包括远端指间关节侵蚀性改变和鸥翼样表现。

（二）治疗意见

痛风发作管理的最优先事项是疼痛控制和抑制关节炎症。建议早期给予抗炎治疗，以迅速抑制关节疼痛和炎症。口服糖皮质激素可能比非甾体抗炎药具有稍好的安全性，并且非甾体抗炎药比低剂量秋水仙碱引起的副作用更少。不推荐使用高剂量秋水仙碱。对于复发性痛风发作的患者，药物的选择通常由患者根据既往疗效和不良事件的情况决定。对于许多患者，合并症和合并用药也影响药物的选择。对于单个关节炎，关节内应用糖皮质激素可能是首选策略。关节内、肌肉内、或静脉注射糖皮质激素也是无法口服药物的痛风发作患者的选择。白细胞介素-1抑制剂也可有效用于痛风发作管理。单次皮下注射150 mg卡那单抗比肌内注射40 mg曲安奈德对疼痛和炎症缓解效果更佳，并降低了疼痛新发作的风险，但具有更高的不良事件发生率。阿那白滞素100 mg皮下注射，每日一次，持续5

天，其疗效和安全性与一线口服抗炎治疗相似。非药物治疗可以在一定程度上缓解病情。支持性护理，包括休息、移动辅助，以及充足的营养和水合作用，对于出现严重关节疼痛的患者非常重要。

有效、长期痛风管理的核心策略是持续的降尿酸治疗，直至血清尿酸盐达标。于大多数痛风患者，目标血清尿酸盐低于 0.36 mmol/L（6 mg/dL），但对于高尿酸盐负荷的患者，如痛风石性痛风者，可能需要较低的血清尿酸目标［0.30 mmol/L（5 mg/dL）或更低］。临床试验表明，从长远来看，降低血清尿酸水平可以抑制痛风发作。

（三）诊疗流程

2018 年 EULAR 痛风诊断专家推荐的痛风及高尿酸血症分期及痛风三步法诊断流程见图 12-1。

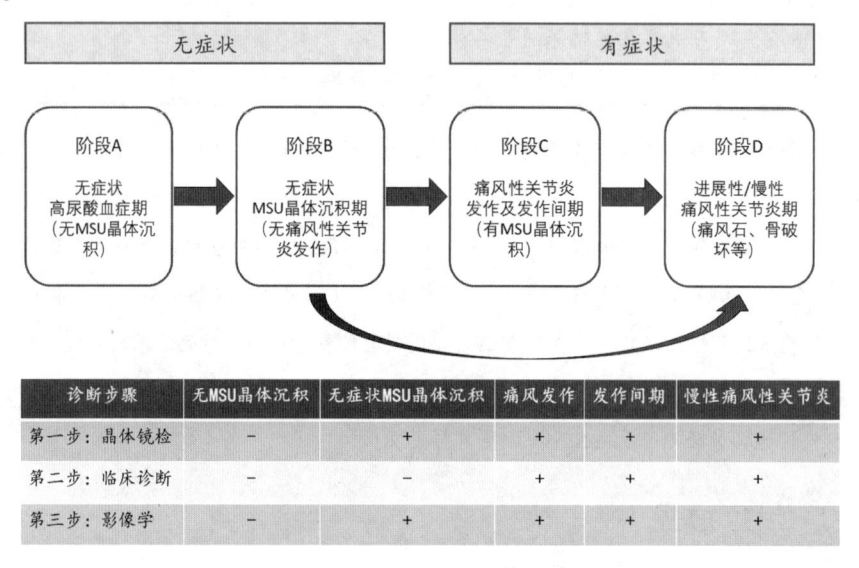

诊断步骤	无MSU晶体沉积	无症状MSU晶体沉积	痛风发作	发作间期	慢性痛风性关节炎
第一步：晶体镜检	-	+	+	+	+
第二步：临床诊断	-	-	+	+	+
第三步：影像学	-	+	+	+	+

图 12-1　2018 年 EULAR 痛风诊断专家推荐的痛风及高尿酸血症分期及痛风三步法诊断流程

MSU：单钠尿酸盐。

（四）诊疗意见

痛风治疗的总体原则如下：每个痛风患者都应该充分了解这种疾病是否存在有效的治疗方法、相关的合并症，以及终生通过将血尿酸降低到目标水平以下来管理急性发作和消除尿酸盐结晶的原则；每个痛风患者都应该接受有关生活方式的建议，包括减肥、避开酒精（特别是啤酒和烈酒）和含糖饮料、避免过量摄入肉类和海鲜、鼓励食用低脂肪奶制品、定期锻炼；每一个痛风患者都应该系统地筛查相关的合并症和 CVD 风险因素，包括肾损害、冠心病、心力衰竭、中风、外周动脉疾病、肥胖、高血压、糖尿病和吸烟。

（五）推荐意见

1. 推荐意见一

对每一例怀疑痛风的患者，均建议进行关节滑液的晶体鉴定或可疑痛风石的抽吸，其原因是单钠尿酸盐（MSU）晶体的检出是痛风诊断的金标准。

2. 推荐意见二

任何发作急性关节炎的成人患者，均应考虑痛风的诊断。如果无法进行关节液镜检，则当出现以下典型临床表现时，可临床诊断痛风，包括：足或踝关节的单关节炎（尤其是第一跖趾关节）；既往曾有类似急性关节炎发作；关节肿痛症状出现急骤，24h 内达峰；关节局部红斑；男性合并存在 CVD 和高尿酸血症。以上临床表现强烈提示痛风诊断，但并不特异。

3. 推荐意见三

对于每一例无法明确诊断的炎性关节病患者，均强烈建议进行关节滑液穿刺和晶体镜检。

4. 推荐意见四

痛风诊断不应仅仅基于高尿酸血症。

5. 推荐意见五

如果无法做出痛风临床诊断，且无法进行晶体镜检，则建议行影像学检查寻找 MSU 晶体沉积的典型征象或其他可能鉴别诊断的疾病征象。

6. 推荐意见六

普通 X 线检查可用于寻找 MSU 晶体沉积的影像证据，但对于痛风发作的诊断价值有限。超声检查在以下情况时应用更具诊断价值：怀疑痛风急性发作时协助明确诊断，慢性痛风性关节炎患者可发现临床体格检查无法触及的深部痛风石、关节软骨表面出现双轨征（对于关节内尿酸盐沉积高度特异）。

7. 推荐意见七

应该对每一例痛风患者进行可造成慢性高尿酸血症的危险因素的筛查，特别是慢性肾脏病、超重、药物（包括利尿剂、小剂量阿司匹林、环孢素、他克莫司）、摄入过多酒精（尤其是啤酒和烈性酒）、高热量碳酸饮料、肉类和贝类。

8. 推荐意见八

建议对痛风患者进行伴发疾病的系统评估，包括肥胖、肾损伤、高血压、缺血性心脏病、心力衰竭、糖尿病以及高脂血症。

9. 推荐意见九

痛风急性发作应尽早治疗。充分知情的患者应接受教育，在第一次出现警告症状时进行自我检查。药物的选择应基于是否存在禁忌症、患者既往的治疗经验、发作后开始治疗的时间以及涉及的关节数量和类型。

10. 推荐意见十

治疗痛风急性发作的推荐一线选择是秋水仙碱（发作后 12 小时内），负荷剂量为 1 mg，1 小时后在第 1 天增加 0.5 mg，和/或非甾体类抗炎药（如适用，加质子泵抑制剂），口服糖皮质激素（3～5 mg/d，相当于泼尼松龙，持续 3～5 天）或关节抽吸和注射糖皮质激素。（1b A）

严重肾损害患者应避免使用秋水仙碱。接受强效 P-糖蛋白和/或细胞色素 P450 3A4 酶（CYP3A4）抑制剂（如环孢菌素或克拉霉素）治疗的患者不应给予秋水仙碱。

11. 推荐意见十一

对于频繁发作且禁忌使用秋水仙碱、非甾体类抗炎药和糖皮质激素（口服和注射）的患者，应考虑使用白细胞介素-1 阻滞剂治疗痛风发作。

当前感染是使用白细胞介素-1 阻滞剂的禁忌症。在白细胞介素-1 阻滞剂治疗后复发，应调整尿酸水平目标。（3 C）

12. 推荐意见之十二

应充分解释并与患者讨论对痛风发作的预防措施。建议在降尿酸治疗（urate-lowering therapy，ULT）的前 6 个月进行预防。建议的预防性治疗是秋水仙碱 0.5～1 mg/d，对肾损害患者应减少剂量。在肾损害或他汀类药物治疗的情况下，患者和医生应了解预防性秋水仙碱治疗的潜在神经毒性和/或肌肉毒性。应避免秋水仙碱与强效 P-糖蛋白和/或 CYP3A4 抑制剂的联用。如果秋水仙碱不耐受或禁忌，应考虑使用低剂量非甾体类抗炎药预防，如果没有禁忌，则应考虑使用。

13. 推荐意见十三

从第一次发病就应该考虑并与每一个确诊为痛风的病人讨论，所有复发性发作、痛风石、尿酸性关节病和/或肾结石的患者均适用输尿管镜。对于年龄较小（<40 岁）或血尿酸水平非常高（>8.0 mg/dL；480 mmol/L）和/或有合并症（肾损害、高血压、缺血性心脏病、心力衰竭）的患者，建议在首次诊断时开始服用阿司匹林。痛风患者应获得充分的信息，并充分参与有关使用 ULT 的决策。

14. 推荐意见十四

对于接受 ULT 的患者，应监测血尿酸水平并使之维持在 6 mg/dL（360 mmol/L）以下。对于患有严重痛风（痛风石、慢性关节病、频繁发作）的患者，建议采用较低的血尿酸目标［＜5 mg/dL（300 mmol/L）］，以促进晶体更快溶解，直至晶体完全溶解和痛风消退。血尿酸水平＜3 mg/dL 者不建议长期使用 ULT。

15. 推荐意见十五

所有 ULT 均应从低剂量开始，然后向上滴定，直至达到血尿酸水平目标。血尿酸＜6 mg/dL（360 mmol/L）的目标应终身维持。

16. 推荐意见十六

对于肾功能正常的患者，建议将别嘌呤醇作为一线治疗药物，从低剂量（100 mg/d）开始，如果需要，每 2～4 周增加 100mg，以达到治疗目标。如果适当剂量的别嘌呤醇不能达到目标，则应将别嘌呤醇转换为非布司他或促尿酸排泄剂，或与促尿酸排泄剂联合使用。如果患者不能耐受别嘌呤醇，也可用非布司他或促尿酸排泄剂。

17. 推荐意见十七

对于肾损害患者，应根据肌酐清除率调整别嘌呤醇最大剂量。如果在此剂量下无法达到血尿酸目标，则患者应改用非布司他或给予苯溴马隆（联用或不联用别嘌呤醇），但估计肾小球滤过率＜30 mL/min 的患者除外。

18. 推荐意见十八

在严重衰弱性慢性痛风石性痛风和生活质量差的患者中，应用其他药物在最大剂量（包括联合用药）下无法达到血尿酸目标的患者，适用 pegloticase（尚未正式引进国内）。

19. 推荐意见十九

当应用袢利尿剂或噻嗪类利尿剂的患者发生痛风时，如果可能，应更换利尿剂；对于高血压患者，应考虑使用氯沙坦或钙通道阻滞剂；对于高脂血症患者，应考虑使用他汀类药物或非诺贝特。

二、痛风合并心血管疾病的背景

与一般人群相比，痛风患者的心血管死亡风险增加。早期的一项队列研究对 9 105 名年龄在 41 至 63 岁，冠心病风险高于平均水平的男性进行了一项为期 17 年的跟踪研究，结果发现，在中年男性中，伴有尿酸水平升高的痛风诊断会带来显著的独立 CVD 死亡风险。

痛风患者的 CVD 风险也明显增加。最近一项大型的系统评价纳入了 30 个研究共 1 125 988 人的痛风人群，计算了 6 种 CVD 的合并患病率估计值：心力衰竭（8.73%）、脑血管意外（4.27%）、心肌梗死（2.82%）、静脉血栓栓塞（2.05%）、高血压（63.94%）和心血管死亡率（4.75%），表明痛风患者所有 CVD 的风险增加，尤其是心肌梗死。其他的研究进一步证实了该结果。例如，Krishnan 等人在其对 12 866 名男性的研究中发现，痛风的存在会增加急性心肌梗死的风险。另一项基于人群的研究发现，痛风女性患急性心肌梗死的风险增加。调整后的风险比显示，痛风女性急性心肌梗死的风险高于痛风男性。然而，虽然高尿酸血症或痛风与更大的 CVD 风险相关，但是没有足够的证据将痛风确定为类似吸烟和糖尿病的 CVD 等效风险因素。

痛风患者更多的 CVD 风险似乎来源于传统的 CVD 危险因素。英国的一项大型回顾性数据库研究显示，基线时痛风患者的高血压患病率是对照组的两倍（36% vs 17%）。患者也更常伴有肥胖（60% vs. 44%）和高血脂（6% vs. 3%），更普遍使用他汀类药物（34% vs. 26%）。此外，国家健康和营养检查调查显示，26% 的痛风患者患有糖尿病，而非痛风人群中几乎只有 8% 患有糖尿病（OR：2.36）。一些研究也显示高尿酸水平在其中可能起介导作用，但目前详细机制仍然不清楚。

三、痛风与心血管共病的循证诊疗

（一）总体原则

（1）临床医生应了解，痛风患者的 CVD 风险增加。

（2）风湿病学专家负责与初级保健提供者、内科医生或心脏病专家和其他医疗保健提供者合作进行 CVD 风险评估和管理。

（3）应定期对痛风患者进行 CVD 风险因子筛查。风险管理措施应包括筛查和严格控制 CVD 危险因素（戒烟，血压、血脂和糖尿病管理）。建议在诊断后 6 个月内进行 CVD 风险评估，并根据个体患者特征和风险水平重复进行。

4. 在痛风患者中，关于 CVD 风险、治疗依从性和生活方式改变（如健康饮食和定期体力活动）的患者教育和咨询对于 CVD 风险的管理非常重要。

（二）推荐意见

1. 推荐意见一

对于痛风患者，建议彻底评估传统的 CVD 风险因素。建议使用在一般人群中开发的 CVD 风险预测工具。

尚无研究调查 CVD 风险预测工具在痛风患者中的准确性。目前也不确定 CVD 风险升高在多大程度上是由传统或疾病特异性风险因素所驱动的。现有的工具，如心脏病风险评分（FRS）、QRISK 3 或系统性冠状动脉风险评估（SCORE），是基于长期随访的大型一般人群队列开发的。因此，对于痛风患者，我们暂时仍然建议使用在一般人群中开发的预测工具。

2. 推荐意见二

对于痛风患者，血压管理应遵循一般人群的建议。

3. 推荐意见三

对于痛风患者，血脂治疗应遵循一般人群的建议。

两项回顾性队列研究表明，与未使用他汀类药物的患者相比，他汀类药物能降低痛风患者 5 年和 10 年后的死亡率。由于证据有限，我们建议遵循一般人群的脂质管理指南。此外，肌肉毒性作为他汀类药物和预防性秋水仙碱治疗（0.5 mg/d）组合的副作用是罕见的，不建议常规停用他汀类药物。

4. 推荐意见四

不推荐痛风患者使用利尿剂。

根据目前的证据，如果可能的话，应避免使用噻嗪类和袢利尿剂，因为它们会增加血清尿酸水平；可以考虑使用钙离子拮抗剂或氯沙坦。

5. 推荐意见五

对于痛风患者，不推荐标准的一级预防使用血小板抑制药。使用血小板抑制剂的治疗应遵循一般人群的建议。

目前尚无研究探讨痛风患者血脂异常的防治，因此，目前没有证据表明痛风患者的血脂异常的治疗目标水平与一般人群中的治疗目标水平不同。

6. 推荐意见六

在痛风患者中，建议使血清尿酸水平低于 0.36 mmol/L，以降低 CVD 风险。

痛风患者的回顾性队列研究显示，每 0.06 mmol/L 血尿酸水平升高和心血管事件的发生相关。与血尿酸水平高于 0.36 mmol/L（6 mg/dL）的患者相比，在血尿酸水平高于 0.48 mmol/L 的患者中，这种相关性可能更强。关于 ULT 效果的研究存在相互矛盾的结果。证据主要来自观察性研究，但这些研究缺乏治疗依从性和治疗期间血尿酸水平的数据。另一项研究显示，在最高限定日剂量组中，CVD 风险下降与血尿酸水平呈线性剂量反应关系。总的来说，达到较低的血尿酸水平可能会降低 CVD 风险。将 0.36 mmol/L（6 mg/dL）的临界值用于管理痛风活动，也可能有利于降低 CVD 风险。

7. 推荐意见七

从心血管的角度来看，痛风患者没有某种特定的 ULT 方案。

目前的指南推荐别嘌醇作为首选的降尿酸药物，其次是非布司他。一些研究比较了这两种黄嘌呤氧化酶抑制剂的效果，总体而言，无论使用的剂量和治疗持续时间如何，心血管事件的数量均无差异。2018 年，CARES 试验报告应用非布司他治疗的患者 CVD 死亡风险高于别嘌醇。然而，在主要复合 CVD 终点中未观察到差异。最近，FAST 试验也显示，使用别嘌醇或非布司他的患者的 CVD 风险无差异。由于 CARES 试验的局限性和 FAST 试验的非劣效性结果，在最近的一项研究中，作者汇总了这 2 项研究的心血管结局，结果表明，在痛风合并 CVD 患者中，非布司他和别嘌醇的替代心血管结局没有显着差异。非布司他似乎是别嘌醇的安全治疗替代品。

参考文献

[1] 徐东, 朱小霞, 邹和建, 等. 痛风诊疗规范. 中华内科杂志, 2023, 62 (09): 1068 - 1076.

[2] ANDERSON JL, KNOWLTON KU. Cardiovascular events and gout flares [J]. JAMA, 2022, 328 (5): 425 - 426.

[3] YIP K, BERMAN J. What is gout? [J]. JAMA, 2021, 326 (24): 2541 - 2541.

[4] DALBETH N, GOSLING AL. Gout [J]. The Lancet, 2021, 397 (10287): 1843 - 1855.

[5] MIKULS TR. GOUT [J]. NEW ENGLAND OF JOURNAL MEDICINE. 2022, 387 (20): 1877 - 1887.

[6] ANDERSON IJ, DAVIS AM, JAN RH. Management of gout [J]. JAMA, 2021, 326 (24): 2519 - 2520.

[7] CIPOLLETTA E, TATA LJ, NAKAFERO G, et al. Association between gout flare and subsequent cardiovascular events among patients with gout [J]. JAMA, 2022, 328 (5): 440 - 450.

[8] NEILSON J, BONNON A, DICKSON A, et al. Gout: diagnosis and management—summary of NICE

guidance [J]. BMJ, 2022, 378.

[9] BARDIN T, RICHETTE P. Can gout management guidelines be solely evidence based? [J]. Nature Reviews Rheumatology, 2020, 16 (9): 479-480.

[10] PATOULIAS D, BOULMPOU A, TRANIDOU A, et al. Meta-analysis assessing cardiovascular outcomes with febuxostat versus allopurinol for patients with gout [J]. European Heart Journal, 2021, 42 (Supplement_ 1): ehab724. 3264.

[11] ZHANG T, POPE JE. Cardiovascular effects of urate-lowering therapies in patients with chronic gout: a systematic review and meta-analysis [J]. Rheumatology, 2017, 56 (7): 1144-1153.

[12] QASEEM A, HARRIS RP, FORCIEA MA. Diagnosis and management of gout: clinical practice guidelines from the American college of physicians [J]. Annals of Internal Medicine, 2017, 166 (1): I16-I16.

[13] HANSILDAAR R, VEDDER D, BANIAAMAM M, et al. Cardiovascular risk in inflammatory arthritis: rheumatoid arthritis and gout [J]. The Lancet Rheumatology, 2021, 3 (1): e58-e70.

[14] KRISHNAN E, SVENDSEN K, NEATON JD, et al. Long-term cardiovascular mortality among middle-aged men with gout [J]. Archives of Internal Medicine, 2008, 168 (10): 1104-1110.